Udo M. Spornitz

Anatomie und Physiologie – Arbeitsbuch

für Pflege- und Gesundheitsfachberufe

Udo Spornitz

Anatomie und Physiologie – Arbeitsbuch

für Pflege- und Gesundheitsfachberufe

Mit 98 Abbildungen

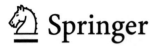 Springer

Prof. Dr. Udo M. Spornitz

Universität Basel, Anatomisches Institut

Pestalozzistrasse 20

4056 Basel, Schweiz

ISBN-13   978-3-540-79318-2   Springer Medizin Verlag Heidelberg

Bibliografische Information der Deutschen Nationalbibliothek
Die Deutsche Nationalbibliothek verzeichnet diese Publikation in der Deutschen Nationalbib-
liografie; detaillierte bibliografische Daten sind im Internet über <http://dnb.d-nb.de> abrufbar.

Springer Medizin Verlag

springer.de

© Springer Medizin Verlag Heidelberg 2009

Planung: Barbara Lengricht, Berlin
Projektmanagement: Ulrike Niesel, Heidelberg
Copy-Editing/Redaktion: Marko Roeske, Straubing und Dr. Sirka Nitschmann, Werl-Westönnen
Anatomische Zeichnungen: Christiane und Dr. Michael von Solodkoff, Neckargemünd
Zeichnungen: Claudia Styrsky, München
Layout und Umschlaggestaltung: deblik Berlin
Satz: Frank Krabbes, Kiel

SPIN 12181223   Gedruckt auf säurefreiem Papier   22/2122/UN – 5 4 3 2 1 0

Vorwort

Gerne bin ich auf den Vorschlag von Frau Barbara Lengricht (Senior Editor beim Springer-Verlag) eingegangen, zum Lehrbuch und Atlas Anatomie und Physiologie für Pflege- und Gesundheitsfachberufe, das im vergangenen Jahr in der 5. überarbeiteten Auflage erschienen ist, ein Arbeitsbuch zu schreiben.

Es hat Spaß gemacht, den Inhalt der einzelnen Kapitel so quasi spielerisch noch einmal zu bearbeiten und dabei gleichzeitig den Inhalt in leicht erlernbarer Form darzustellen. Die Studierenden der Höheren Fachschule für Pflege am St. Claraspital in Basel haben die Entwürfe zu einzelnen Kapiteln getestet und mir vielerlei nützliche Hinweise gegeben, die ich in dieses Buch einfließen lassen konnte.

Frau Barbara Lengricht war mir auf der Verlagsseite eine kompetente und ideenreiche Ansprechpartnerin, deren Erfahrungen und Vorschläge diesem Buch gut getan haben. Frau Christiane und Dr. Michael von Solodkoff haben in dankenswerter Weise die Anpassung ihrer fantastischen Zeichnungen für dieses Arbeitsbuch durchgeführt. Frau Dr. Ulrike Niesel und Herr Frank Krabbes haben auch dieses Buch in perfekter Art von der technischen Seite her betreut. Frau Claudia Styrsky hat dem Buch mit ihren aus der Praxis der Pflege heraus entstandenen Zeichnungen, die sowohl vordergründig wie auch hintergründig bestechen, einen fröhlichen Anstrich gegeben.

Mein besonderer Dank gilt auch dieses Mal meiner Frau Renate, die mir während der vielen Stunden, die ich an diesem Buch gearbeitet habe, den Rücken freihielt. Ich hoffe, dass ihre Bemerkung: «Wenn das Buch fertig ist, dann haben wir Zeit für…», die inzwischen zu unseren Standardbemerkungen gehört, nicht ganz falsch ist.

Den Schülern und Studierenden in den Pflegeberufen wünsche ich bei der Aufarbeitung des Stoffes Anatomie und Physiologie auch ein paar lustbetonte Momente und vor allem bei der Prüfung viel Erfolg.

Basel im Sommer 2008

Udo M. Spornitz

Inhalt

Der Wegweiser durch das Buch

Bitte vervollständigen Sie den Text mit den unten aufgeführten Begriffen.

Die Fortpflanzung kann als eigentliche *Grundvoraussetzung* für Leben betrachtet werden. Die Viren können sich nicht

Gut gegen Wissenslücken – Lückentexte: Bitte ergänzen Sie den Text mit den richtigen aufgeführten Begriffen. Achtung: es stehen mehr Begriffe zur Auswahl, als verwendet werden können. Für jeden richtigen Begriff gibt es 1 Punkt.

Bitte ordnen Sie die unten stehenden pH Werte (Zahl) den Substanzen (Buchstabe) zu.

1. pH 1

2. pH 7

3. pH 14

a. Natronlauge

b. Salzsäure

c. Wasser

Fügen Sie zusammen was zusammen gehört – Zuordnungsfragen:
Bitte ordnen Sie die entsprechenden Begriffe zu. Für jede richtige Zuordnung gibt es 1 Punkt. Die letzte Zuordnung ergibt sich von allein – daher gibt es dafür keinen Punkt.

Bitte markieren Sie die 3 Fehler im folgenden Text.

Tierisches und pflanzliches Protein, das mit der Nahrung aufgenommen wird, unterscheidet sich häufig sehr stark von menschlichem Protein, sodass es im Verdauungssystem in Peptide und Fettsäuren zerlegt werden muss. Pflanzen können ein paar wenige Aminosäuren selber aufbauen. Der menschliche Körper kann das nur bei den essenziellen Aminosäuren selber tun.

1. Fehler: _____Aminosäure_____

Hier stimmt doch was nicht – Fehlersuche:
Bitte markieren Sie die Fehler im Text und tragen Sie den richtigen Begriff ein. Für jeden gefundenen und richtig korrigierten Fehler gibt es 2 Punkte.

1. Begriffe

Makroskopie bedeutet: Kleines sehen.	Physiologie heißt: Lehre der Natur.	Biochemie befasst sich mit chemischen Vorgängen im Körper.	Anatemno bedeutet: Ich zerschneide.
☒ E	☐ H	☐ B	☐ V

Lösungswort

E₁	2	3	4	5	6	7	8	9	10

Elektrolyt? Elektronen? Endolymphe? – Das Quizrätsel:
Kreuzen Sie die **richtige** resp. **falsche** Lösung an und finden Sie das Lösungswort. Wichtig: Achten Sie darauf, ob nach **richtig** oder **falsch** gefragt wird! Da fehlende Buchstaben im Lösungswort geraten werden können, gibt es hier für das gefundene Lösungswort 6 bzw. 4 Punkte.

⊕ 6.1 Stoffwechsel:
Welche der folgenden Aussagen ist *falsch*?

ⓐ Katabole Prozesse liefern die Energie für den Stoffwechsel.

ⓑ Rostbildung stellt einen Stoffwechsel dar.

ⓒ Bei der Oxidation von Glukose kann Energie gewonnen werden.

ⓓ Die meisten anabolen Vorgänge benötigen keine Energiezufuhr.

Hier sind Sie gefragt – Multiple Choice-Fragen: Kreuzen Sie die **richtige** resp. **falsche** Lösung an und sammeln Sie Punkte. Wichtig: Achten Sie darauf, ob nach richtig oder falsch gefragt wird! Für jede richtige Antwort gibt es 2 Punkte.

Nicht nur Anatomie und Physiologie – Fachübergreifendes Lernen:
⊕ Fragen aus der Anatomie und Physiologie sind mit diesem Symbol gekennzeichnet.

3. Hirnabschnitte (▶ 5.7.1)

Nennen Sie die Ihnen bekannten Hirnabschnitte.

1. _Zwischenhirn_ _____

2. _____

3. _____

4. _____

**Hier wird es schwer –
Freitextantworten:**
Außer der Frage gibt keine Vorga-
be, d. h. Sie müssen die Antwort
frei formulieren. Meist ist eine
Mindestzahl gefragt, doch im
Lösungsteil sind dann alle möglichen Antworten aufgeführt.
Für jede richtige Lösung gibt es
3 Punkte. Haben Sie mehr
Antworten als vorgegeben
gefunden, erhalten Sie dafür
selbstverständlich auch Punkte.

Bitte beschriften Sie die unten stehende Abbildung mit den
folgenden Begriffen.

a. Markscheide (Myelin)
b. Neurit, Axon
c. Dendriten
d. Synapse

e. Ursprungskegel (Axonhügel)
f. Golgi-Apparat
g. Nissl-Substanz (RER)
h. Neurofilamente

**Zusammenhänge sehen und
verstehen – Anatomiequiz:**
Beschriften Sie die anatomischen
Abbildungen mit den aufgeführten Begriffen. Für jede richtige
Zuordnung gibt es 1 Punkt. Die
letzte Zuordnung ergibt sich
von allein – daher gibt es dafür
keinen Punkt.

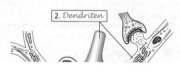
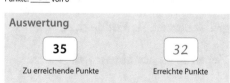

2. _Dendriten_

Punkte: _6_ von 6

Auswertung

35	32
Zu erreichende Punkte	Erreichte Punkte

**Knapp gewusst oder alles
richtig? – Die Auswertung:**
Hier können Sie die von Ihnen
erreichte Punktzahl pro Aufgabe
einfügen – und am Ende des
Kapitels zusammenzählen.

(▶ 5.5.2)

**Besser noch einmal nachlesen
– Querverweise:** Hinweise auf
das Kapitel im Lehrbuch „Anatomie und Physiologie. Lehrbuch
und Atlas" zum gezielten Nach-
schlagen und Nachlesen.

Einführung

1. Fortpflanzung (▶ 1.2)

Bitte vervollständigen Sie den Text mit den unten aufgeführten Begriffen.

Die Fortpflanzung kann als eigentliche _____

für Leben betrachtet werden. Die Viren können sich nicht

bewegen, haben keinen eigenen _____ und

werden doch als «lebendig» bezeichnet. Sie sind in der Lage,

tierische oder pflanzliche Zellen so zu beeinflussen, dass diese

neue _____ bilden. Durch diesen Prozess kön-

nen sie sich vermehren. Man weiß heute: Leben entsteht nur

aus Leben. Die _____ kann simpel sein, wie

bei _____ oder einzelligen Lebewesen, die sich

einfach teilen und damit zwei Tochterindividuen aus einer Zelle

entstehen lassen. Sie kann aber auch so kompliziert sein, wie

beim Menschen oder anderen Lebewesen. Hier müssen spezia-

lisierte männliche und weibliche _____ gebil-

det werden, um die Entwicklung eines neuen Individuums zu

ermöglichen.

Auswahl: Bakterien, Fortpflanzung, Grundvoraussetzung, Keimzellen, Körperzellen, männliche und weibliche, Möglichkeit, Stoffwechsel, teilen, vermehren, Vermehrung, Viren

Punkte: _____ von 6

2. Stoffgruppen und Substanzen (▶ 1.4.4)

Bitte ordnen Sie die unten stehenden Stoffgruppen (Zahl) den Substanzen (Buchstabe) zu.

1. Protein	a. Triglyzerid
2. Kohlehydrat	b. Aminosäure
3. Lipid	c. Desoxyribonukleinsäure
4. Nukleinsäure	d. Glucose

Punkte: _____ von 3

3. pH-Wert (▶ 1.4.3)

Bitte ordnen Sie die unten stehenden pH Werte (Zahl) den Substanzen (Buchstabe) zu.

1. pH 1	a. Natronlauge
2. pH 7	b. Salzsäure
3. pH 14	c. Wasser

Punkte: _____ von 2

4. Protein (▶ 1.4.4)

Bitte markieren Sie die 3 Fehler im folgenden Text.

Tierisches und pflanzliches Protein, das mit der Nahrung aufgenommen wird, unterscheidet sich häufig sehr stark von menschlichem Protein, sodass es im Verdauungssystem in Peptide und Fettsäuren zerlegt werden muss. Pflanzen können ein paar wenige Aminosäuren selber aufbauen. Der menschliche Körper kann das nur bei den essenziellen Aminosäuren selber tun.

1. Fehler: _____

2. Fehler: _____

3. Fehler: _____

Punkte: _____ von 6

5. Quizrätsel: Einführung und Grundbegriffe (▶ Kap. 1)

Welche Aussage ist jeweils *falsch*? Bitte kreuzen Sie die entsprechende Antwort an und finden Sie das Lösungswort.

1. Begriffe

Makroskopie bedeutet: Kleines sehen.	Physiologie heißt: Lehre der Natur.	Biochemie befasst sich mit chemischen Vorgängen im Körper.	Anatemno bedeutet: Ich zerschneide.
☐ E	☐ H	☐ B	☐ V

2. Elemente des Körpers

96 % des Körpers sind aus nur 4 Elementen aufgebaut.	Phosphor gehört zu den häufigsten Elementen des Körpers.	Der Eisengehalt des Körpers liegt deutlich unter 1 %.	Selen ist nur in Spuren im Körper vorhanden.
☐ G	☐ L	☐ E	☐ I

3. Beschleunigter Stoffwechsel

Beschleunigter Stoffwechsel ist ein Merkmal des Lebens.	Anabolismus und Katabolismus = Metabolismus	Katabolismus = Aufbau	Anabole Vorgänge benötigen Energie.
☐ A	☐ G	☐ E	☐ D

4. Lebensäußerungen

Nur was sich bewegt, ist lebendig.

☐ K

Erregbarkeit bedeutet, auf Reize zu reagieren.

☐ R

Einige Lebewesen wachsen zeitlebens.

☐ W

Adaptation bedeutet, sich anzupassen.

☐ A

5. Bausteine der Materie

Materie setzt sich aus Atomen zusammen.

☐ O

Natürlicherweise existieren über 100 verschiedene Atomarten.

☐ T

Protonen und Neutronen befinden sich im Atomkern.

☐ W

Die Elektronen befinden sich auf Schalen um den Atomkern herum.

☐ V

6. Atome/Ionen

Atome, die Elektronen aufgenommen haben, sind positiv geladen.

☐ R

Negativ geladene Atome sind Ionen.

☐ A

Positiv geladene Atome sind Ionen.

☐ E

Isotope enthalten mehr oder weniger Neutronen als die Atome.

☐ U

7. Anorganische Substanzen

Säuren gehören zu den anorganischen Substanzen.

☐ E

Säuren können in Lösungen H^+ Ionen abgeben.

☐ O

Basen gehören zu den organischen Substanzen.

☐ U

Säuren + Basen ergeben Salz + H_2O.

☐ D

8. pH-Wert

Der pH-Wert bezeichnet den negativen Logarithmus der H^+ Konzentration.	Ein pH-Wert 7 bedeutet weder alkalisch noch sauer.	Eine Veränderung von pH 7 auf pH 6 bedeutet eine 10-fach höhere H^+ Konzentration.	Im menschlichen Körper wird konstant der pH-Wert 7,0 aufrechterhalten.
☐ D	☐ E	☐ M	☐ N

9. Organische Substanzen

Alle organischen Substanzen enthalten Kohlenstoff.	Kohlenhydrate weisen das Verhältnis 1 C : 2 H : 1 O auf.	Neutralfette enthalten u. a. Glyzerin.	Proteine besitzen einen Steranring als Grundgerüst.
☐ I	☐ S	☐ C	☐ E

10. Nukleinsäuren

RNS und DNS sind Nukleinsäuren.	RNS enthält Uracil.	RNS enthält Desoxyribonukleinsäuren.	DNS ist der Träger der genetischen Information.
☐ H	☐ R	☐ N	☐ L

Lösungswort

1	2	3	4	5	6	7	8	9	10

Punkte: _____ von 6

6. Fragen zu den Grundlagen der Anatomie und Physiologie (▶ Kap. Einführung)

6.1 Stoffwechsel:
Welche der folgenden Aussagen ist *falsch*?

[a] Katabole Prozesse liefern die Energie für den Stoffwechsel.

[b] Rostbildung stellt einen Stoffwechsel dar.

[c] Bei der Oxidation von Glukose kann Energie gewonnen werden.

[d] Die meisten anabolen Vorgänge benötigen keine Energiezufuhr.

6.2 Materie:
Welche der folgenden Aussagen ist *falsch*?

[a] Mischungen bestehen immer aus Verbindungen der gemischten Atome oder Moleküle.

[b] Anionen werden zu den Elektrolyten gerechnet.

[c] Alkohol wird zu den Nichtelektrolyten gerechnet.

[d] Wasser ist aus Molekülen aufgebaut.

6.3 Proteine:
Welche der folgenden Aussagen ist *richtig*?

[a] Die Zusammenlagerung von zwei Aminosäuren wird Protein genannt.

[b] Pflanzen können keine Aminosäuren synthetisieren.

[c] Die einzelnen Aminosäuren können sowohl in tierischen wie pflanzlichen Proteinen vorkommen.

[d] Peptide werden die Reste der Aminosäuren genannt, die den Unterschied zwischen den einzelnen Aminosäuren ausmachen.

Punkte: _____ von 6

7. Moleküle (▶ 1.4.4)

Wie werden diese beiden Moleküle, die typisch für Aminosäuren sind, genannt?

NH_2 = _____

$COOH$ = _____

Punkte: _____ von 6

Auswertung

35		
Zu erreichende Punkte		Erreichte Punkte

Zytologie

1. Zellen (▶ 2.1)

Bitte vervollständigen Sie den Text mit den unten aufgeführten Begriffen.

Der gesamte menschliche Körper ist aus einzelnen Zellen und ihrem Produkt, der _____ , aufgebaut. Zellen sind nicht nur die _____ des menschlichen, sondern auch des tierischen Körpers und der Pflanzen. Alle Zellen weisen einen gemeinsamen _____ auf. Die Zellen der einzelnen _____ und _____ haben sich im Laufe der Entwicklung allerdings sehr stark differenziert. Sie haben eine spezialisierte

Form entwickelt um ihre _____ Funktionen (z. B. Muskelkontraktion, Exkretion) erfüllen zu können, sodass kein Zelltyp dem anderen gleicht.

Auswahl: Aufbau, Baueinheiten, Bauplan, differenziert, entwickelt, Gewebe, Interzellularsubstanz, Organe, organtypischen, zelltypischen, Zellularsubstanz, zurückgebildet

Punkte: _____ von 6

2. Zellkern (▶ 2.3.2)

Bitte vervollständigen Sie den Text mit den unten aufgeführten Begriffen.

Mit Ausnahme der _____ besitzen alle menschlichen Zellen einen _____ Zusammen mit dem Zytoplasma bildet der Zellkern eine _____. Er ist das _____ des Zellstoffwechsels und gleichzeitig Träger der genetischen Information. Diese Information ist auf den _____ vorhanden, die während der _____ besonders in Erscheinung treten.

Auswahl: Baueinheit, Chromosomen, Funktionseinheit, Nukleotiden, roten Blutkörperchen, Steuerungszentrum, Verschlüsselungszentrum, weißen Blutkörperchen, Zellkern, Zellteilung

Punkte: _____ von 6

3. Organzellen (▶ 2.3.2)

Bitte ordnen Sie die Organzellen (1–7) ihrer Funktion (a–g) zu.

1. Mitochondrien	a. Abbau von H_2O_2
2. raues endoplasmatisches Retikulum	b. intrazelluläre Verdauung
3. Golgi-Apparat	c. Proteinsynthese
4. Lysosomen	d. Proteine exportierbar machen
5. Peroxisomen	e. Aufbau von ATP
6. Zentriolen	f. Zellverbindung
7. Desmosomen	g. Funktion bei der Zellteilung

Punkte: _____ von 6

4. Zellmembran (▶ 2.3.1)

Bitte markieren Sie die 3 Fehler im folgenden Text.

Die Zellmembran besteht aus einer mehr oder weniger flüssigen Proteinschicht, die mosaikartig von Eiweißmolekülen durchzogen ist. Es handelt sich um eine Doppelschicht, bei der die Aminosäuren so orientiert sind, dass die wasserabstoßenden Enden gegeneinander gerichtet sind und die wasseranziehenden Enden nach außen zeigen. Da sowohl ein großer Teil des Zellinneren wie auch der Zellumgebung aus wässriger Lösung besteht, tragen die Elektrolyte dazu bei, diese Membranen in ihrem Aufbau zu festigen.

1. Fehler: _____

2. Fehler: _____

3. Fehler: _____

Punkte: _____ von 6

5. Chromosomen (▶ 2.3.2)

Bitte markieren Sie die 3 Fehler im folgenden Text.

Je nach Aktivitätsphase der Zellen kann der Zellkern verschiedene Formen annehmen. Besonders auffällig ist dies außerhalb der Teilungsphasen. Dann laufen im Zellkern charakteristische Veränderungen ab. Es werden Zellstrukturen sichtbar, die man Nukleoli nennt. Dies sind fädige, hakenförmige Gebilde mit einer Einschnürung, dem Zentromer, von der zwei gleichlange Schenkel abgehen.

1. Fehler: _____

2. Fehler: _____

3. Fehler: _____

Punkte: _____ von 6

6. Quizrätsel: Zytologie (▶ Kap. 2)

Welche Aussage ist jeweils *falsch*? Bitte kreuzen Sie die
entsprechende Antwort an und finden Sie das Lösungswort.

1. Membrantransport

Passive Diffusion beruht auf einem Konzentrationsgefälle.	O_2 und CO_2 werden durch passive Diffusion transportiert.	Aktiver Transport kann gegen ein Konzentrationsgefälle arbeiten.	Glukose wird mit Bläschentransport in die Zellen transportiert.
☐ E	☐ A	☐ B	☐ M

2. Zellmembran

Die Zellmembran ist am Aufbau des Ruhemembranpotenzials beteiligt.	Kohlenhydrate in der Zellmembran spielen bei den Immunreaktionen eine wichtige Rolle.	Mikrovilli sind Ausstülpungen der Zellmembran.	Ionenkanäle in der Zellmembran sind aus Lipiden aufgebaut.
☐ S	☐ E	☐ N	☐ U

3. Endoplasmatisches Retikulum (ER)

Es werden drei Arten des endoplasmatischen Retikulums (ER) unterschieden.	Das glatte ER ist ausgeprägt in Lipid-bildenden Zellen.	Das raue ER (RER) nimmt an der Proteinsynthese teil.	Embryonale Zellen weisen häufig große Mengen von RER auf.
☐ T	☐ O	☐ V	☐ M

4. Mitochondrien

Mitochondrien besitzen eine Doppelmembran.	Die Falten der Mitochondrienmembran (Cristae) dienen dem Elektronentransport.	Mitochondrien sind die wichtigsten Energieproduzenten.	Es gilt die Regel: je mehr Cristae desto weniger Energie wird produziert.
☐ D	☐ I	☐ K	☐ A

5. Lysosomen

Lysosomen enthalten viele Hydrolasen.	Lysosomen arbeiten optimal in alkalischem Milieu.	Lysosomen verdauen zelleigene und zellfremde Substanzen.	Die Enzyme der Lysosomen stammen aus den Golgi-Vesikeln.
☐ N	☐ T	☐ O	☐ R

6. Zentriolen/Kinozilien

Zentriolen liegen in den Zellen in Dreier-Gruppen vor.	Zentriolen sind für die Zellteilung von Bedeutung.	An der Basis jedes Ziliums (Flimmerhärchen) liegt ein Kinetosom.	Zentriolen und Kinetosomen sind aus Mikrotubuli aufgebaut.
☐ I	☐ F	☐ P	☐ U

7. Paraplasma

Glykogen ist die Speicherform der Glukose.	Pigmente gehören zum Paraplasma.	Lipide treten vermehrt bei einem Überangebot an Fett in den Zellen auf.	Lipide sind die wichtigsten Energielieferanten der Zelle.
☐ E	☐ D	☐ U	☐ O

8. Zellkern

Die Kernhülle besteht aus einer Doppelmembran.

☐ R

Im Ruhekern ist in den meisten Zellen ein Nukleolus (Kernkörperchen) vorhanden.

☐ Z

Im Zellkern befinden sich viele Nukleotide.

☐ I

Sobald die Zelle mit ihrem Arbeitszyklus beginnt, werden die Chromosomen sichtbar.

☐ N

9. Mutationen

Numerische Chromosomenmutationen führen zu mehr oder weniger Chromosomen.

☐ U

Das Down-Syndrom ist eine Trisomie.

☐ C

Letalmutationen können vom restlichen Genom ausgeglichen werden.

☐ E

Genmutationen sind für die angeborenen Stoffwechselerkrankungen verantwortlich.

☐ N

10. Zellteilung

Die Telophase ist die letzte Phase der Mitose.

☐ H

In der Prophase werden die Chromosomen sichtbar.

☐ E

Ziel der Mitose ist ein haploider Chromosomensatz.

☐ N

Vor der Zellteilung findet die identische Reduplikation statt.

☐ L

Lösungswort

1	2	3	4	5	6	7	8	9	10

Punkte: _____ von 6

7. Zellbestandteile (▶ 2.3.2)

Bitte beschriften Sie die unten stehende Abbildung mit den folgenden Begriffen.

a. glattes ER (SER)
b. raues ER (RER)
c. Mitochondrium
d. Zellmembran
e. Zellkern

f. Kernkörperchen (Nukleolus)
g. Golgi-Dictyosom
h. Zytoplasma
i. Zentriolenpaar
j. Mikrovilli

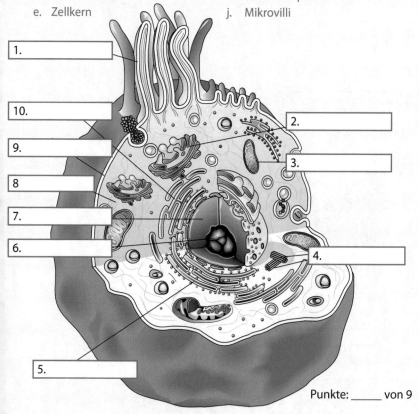

1.

10.

9.

8

7.

6.

2.

3.

4.

5.

Punkte: _____ von 9

8. Zellmembran (▶ 2.3.1)

Bitte beschriften Sie die unten stehende Abbildung mit den
folgenden Begriffen.

a. bimolekularer Lipidfilm
b. hydrophile Seite
c. hydrophobe Seite
d. Cholesterin
e. Kanal für Ionentransport

f. Protein
g. Außenseite
h. Innenseite
i. Kohlenhydrate

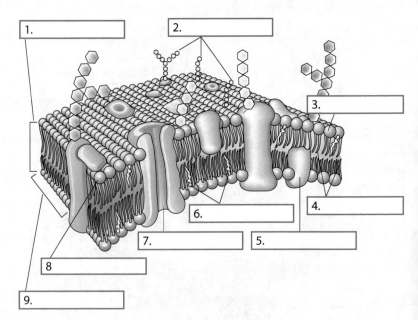

9. Endoplasmatisches Retikulum (ER; ▶ 2.3.2)

Bitte beschriften Sie die unten stehende Abbildung mit den folgenden Begriffen.

a. Kernplasma
b. Ribosomen
c. ER-Zisternen
d. raues ER
e. glattes ER

f. Kernpore
g. Kernmembran
h. Nukleolus
i. Membran des RER

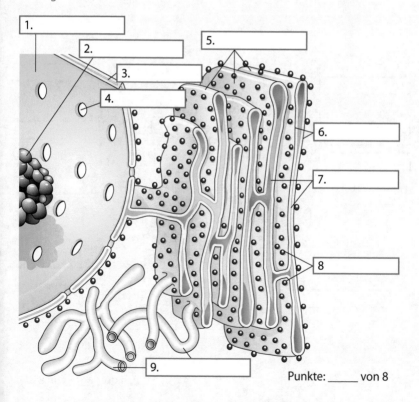

1.
2.
3.
4.
5.
6.
7.
8
9.

Punkte: _____ von 8

10. Intrazelluläre Verdauung (▶ 2.3.2)

Bitte beschriften Sie die unten stehende Abbildung mit den
folgenden Begriffen.

a. Zellkern
b. Bildung eines Autophagosoms
c. Bildung eines Heterophagosoms
d. Golgi-Apparat
e. Golgi-Vesikel mit
   Verdauungsenzym
f. raues endoplasmatisches
   Retikulum
g. Ausstoßung von verdautem
   Material
h. Restkörperchen (Lipofuszin)
i. Mitochondrium

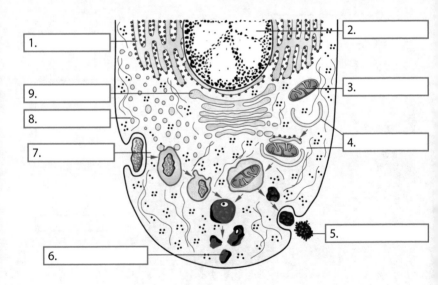

11. Fragen zur Zytologie (▶ Kap.1)

Welche der folgenden Aussagen ist *falsch*?

⌁ 11.1 Zellmembran

[a] In den Zellmembranen sitzen Rezeptoren für Hormone.

[b] Mikrovilli vergrößern die Zelloberfläche ca. 2–3 mal.

[c] Um Oberflächen abzudichten, werden zwischen den Zellen «tight junctions» gebildet.

[d] Mikrovilli sind vor allem an transport-aktiven Zellen zu finden.

⌁ 11.2 Endoplasmatisches Retikulum

[a] Die Hohlräume im ER werden Zisternen genannt.

[b] Durch die Gabe von Pharmaka kann die Bildung von glattem ER angeregt werden.

[c] Im glatten endoplasmatischen Retikulum (SER) wird Protein synthetisiert.

[d] Die Membranen des ER sind aus einem bimolekularen Lipidfilm aufgebaut.

⌁ 11.3 Chromosomen

[a] Der Mensch besitzt 22 Heterosomen-Paare.

[b] Bei der Frau liegt das zweite X-Chromosom auch im Interphasen-Kern mehr oder weniger sichtbar vor.

[c] Der Nukleolus ist für die Ribosomen-Synthese verantwortlich.

[d] In den Chromosomen befindet sich u. a. Protein.

● 11.4 Zellteilung

[a] In der Anaphase werden die Chromosomen gespalten.

[b] Aus der Meiose resultieren bei der Frau 4 befruchtbare Eizellen.

[c] In den Spermien befindet sich das genetische Material von 23 Chromosomen.

[d] Erst nach der identischen Reduplikation beginnt die Prophase.

● 11.5 Proteinsynthese

[a] Enzyme werden zu den Funktionsproteinen gerechnet.

[b] Bluteiweiß gehört zu den Exportproteinen.

[c] Membranproteine werden zu den Funktionsproteinen gerechnet.

[d] Das Umschreiben der genetischen Information auf RNA nennt man Transkription.

● 11.6 Genetik

[a] Wenn mütterliche und väterliche Allel sich gleich stark durchsetzen, kommt es zu einem intermediären Merkmal.

[b] Bei Vorhandensein von einem dominanten und einem rezessiven Gen setzt sich das rezessive Gen durch.

[c] Bei Keimzellen, die sich in vielen Merkmalen unterscheiden, redet man von einer polyhybriden Kreuzung.

[d] Die Uniformitätsregel besagt, dass die erste Tochtergeneration (F1) mischerbig ist.

Punkte: _____ von 12

Auswertung

81

Zu erreichende Punkte

Erreichte Punkte

Histologie

1. Entwicklung der Keimblätter (▶ 3.1.3)

Bitte vervollständigen Sie den Text mit den unten aufgeführten Begriffen.

Die Zellen des Embryoblasten bilden während der weiteren Entwicklung 2 Schichten, die als _____ und

_____ Keimblatt bezeichnet werden

(Entoderm und Ektoderm). Beide Keimblätter zusammen

bilden die 2-blättrige Keimscheibe, die ungefähr 7 Tage nach

der _____ ausgebildet ist. Durch komplizierte

Entwicklungsvorgänge, die während der 3. Entwicklungswoche

ablaufen, verlagern sich _____ zwischen die

beiden Keimblätter und bilden so ein 3. Keimblatt, das mittlere

Keimblatt (Mesoderm). Damit sind um den _____

die 3 Keimblätter Entoderm, Mesoderm und Ektoderm vorhan-

den, aus denen sich die Gewebe des Körpers differenzieren.

Auswahl: 18. Entwicklungstag, 28. Entwicklungstag, 38. Entwicklungstag, äußere, äußeres, Befruchtung, Ektodermzellen, Entodermzellen, Geburt, Gewebeschicht, innere, inneres, mittlere, mittleres, Keimblatt

Punkte: _____ von 5

2. Fettgewebe (▶ 3.3.4)

Bitte vervollständigen Sie den Text mit den unten aufgeführten Begriffen.

Man unterscheidet 2 Arten von Fettgewebe, _____

und _____ Fett. Das _____

Fettgewebe ist in Form von Baufett und Speicherfett über den

gesamten Körper verteilt. Das Fett in diesen Zellen ist meist in

Form von _____ Fetttropfen so im Zytoplasma

angeordnet, dass der Zellkern dadurch ganz an den Rand der

Zelle gedrängt wird und die Zellen ein _____

Aussehen erhalten.

Das _____ Fettgewebe kommt fast ausschließ-

lich beim _____ vor. Es enthält Fett in Form

von vielen kleinen Fetttropfen, das dadurch eine relativ große

Oberfläche aufweist und somit leichter abbaubar ist. Seine

Hauptaufgabe ist die Wärmebildung _____

Zittern.

Auswahl: braune, braunes, durch, einem einzigen großen, Erwachsenen, gelbes, mehreren kleinen, Neugeborenen, ohne, siebartiges, siegelringartiges, weiße, weißes

Punkte: _____ von 8

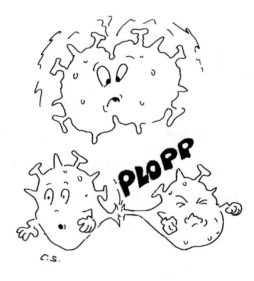

3. Epithelarten (▶ 3.2)

Bitte ordnen Sie die folgenden Epithelarten (1–7) dem beschriebenen Aufbau (a–g) zu.

1. Endothel	a. einschichtiges Plattenepithel
2. Darmepithel	b. Flimmerepithel
3. Nierentubulusepithel	c. respiratorisches Epithel
4. Speiseröhrenepithel	d. kubisches Epithel
5. Haut	e. mehrschichtiges verhorntes Plattenepithel
6. Luftröhrenepithel	f. mehrschichtiges unverhorntes Plattenepithel
7. Eileiterepithel	g. einschichtiges, hochprismatisches Epithel mit Mikrovillibesatz

Punkte: _____ von 6

4. Quizrätsel: Histologie (▶ Kap. 3)

Welche Aussage ist jeweils *falsch*? Bitte kreuzen Sie die
entsprechende Antwort an und finden Sie das Lösungswort.

1. Epithelien

Alle Epithelien sitzen auf einer Basallamina.	Respiratorisches Epithel besitzt Becherzellen.	Das Flimmerepithel des Eileiters ist mit einer Crusta ausgestattet.	Das Epithel der Speiseröhre ist unverhornt.
☐ E	☐ A	☐ F	☐ P

2. Drüsenepithelien

Endokrine Drüsen entwickeln sich aus Oberflächenepithel.	Endokrine Drüsen besitzen keinen Ausführgang.	Dünnflüssiges Sekret wird als mukös bezeichnet.	Bei der apokrinen Sekretion wird von der Drüsenzelle ein Teil abgeschnürt.
☐ U	☐ O	☐ E	☐ S

3. Bindegewebe

Im Bindegewebe gehören die Fibrozyten zu den freien (beweglichen) Zellen.	Bindegewebe ist durch den Besitz großer Mengen Interzellularsubstanz gekennzeichnet.	Die freien Zellen des Bindegewebes stammen aus dem Blut.	Bindegewebe nimmt an der Abwehr teil.
☐ T	☐ V	☐ O	☐ G

4. Interzellularsubstanz (IZS)

In der ungeformten IZS befinden sich Proteine.	Die Hauptmasse der geformten IZS besteht aus Kollagenfasern.	Kollagen weist eine hohe Elastizität auf.	Retikuläre Fasern gehören zu den Kollagenfasern.
☐ I	☐ D	☐ T	☐ E

5. Lockeres/straffes Bindegewebe (BG)

Lockeres BG kommt als interstitielles Gewebe zwischen den Organen vor.	Die Hauptzellart im lockeren BG sind die Fibrozyten.	Sehnen sind aus geflechtartigem BG aufgebaut.	Gelenkkapseln besitzen straffes BG.
☐ N	☐ O	☐ G	☐ V

6. Knorpel

Alle drei Knorpelarten besitzen Chondrozyten.	Im Faserknorpel sind die Kollagenfasern nicht maskiert.	Im elastischen Knorpel kommen keine Kollagenfasern vor.	Gelenkknorpel ist hyaliner Knorpel.
☐ P	☐ F	☐ E	☐ W

7. Knochen

Knochen wird als Geflechtknochen gebildet.	Osteone sind typisch für Lamellenknochen.	Die Spongiosa ist aus Geflechtknochen aufgebaut.	Havers-Gefäße verlaufen im Zentrum der Osteone.
☐ A	☐ U	☐ W	☐ D

8. Knochenentwicklung

Unmineralisierte Knochengrundsubstanz ist Osteoid.	Desmale Verknöcherung verläuft unter Umwandlung von Knorpel.	Die Epiphysenfugen sind Zonen des Längenwachstums.	Bei der enchondralen Verknöcherung wird Knorpel durch Knochen ersetzt.
☐ R	☐ E	☐ I	☐ Z

9. Muskulatur

Herz- und Skelettmuskulatur sind aus Sarkomeren aufgebaut.	Herzmuskulatur besteht aus vielkernigen Muskelfasern.	Herzmuskulatur verwendet Glanzstreifen für die Erregungsausbreitung.	Myofibrillen sind aus Sarkomeren aufgebaut.
☐ U	☐ B	☐ F	☐ E

10. Nervengewebe

Im Axon (Neurit) befindet sich kein raues Endoplasmatisches Retikulum (RER).	Der größte Teil der Neurone im Körper gehört zu den multi-polaren Neuronen.	Azetylcholin ist eine hemmende Transmittersubstanz.	Nervenfasern bestehen aus einem Axon (Neurit) und seiner Umhüllung.
☐ N	☐ G	☐ E	☐ L

Lösungswort

1	2	3	4	5	6	7	8	9	10

Punkte: _____ von 6

5. Einteilung der Oberflächenepithelien (▶3.2.1)

Bitte ordnen Sie die Begriffe (Zahlen) den in der Abbildung aufgeführten Buchstaben zu.

1. mehrschichtig unverhorntes Plattenepithel
2. respiratorisches Epithel
3. einschichtiges Plattenepithel
4. kubisches Epithel
5. Übergangsepithel
6. zweireihiges Epithel
7. mehrschichtiges verhorntes Plattenepithel
8. hochprismatisches Epithel

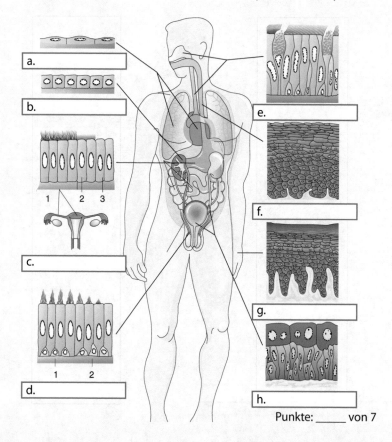

Punkte: _____ von 7

6. Kollagene Fasern (▶ 3.3.2)

Bitte beschriften Sie die unten stehende Abbildung mit den folgenden Begriffen.

a. Zellausläufer
b. Mikrofibrille
c. Prokollagen
d. Kollagenfaser
e. Kollagenfaserbündel

f. Golgi-Apparat
g. Raues Endoplasmatisches Retikulum (RER)
h. Fibroblast

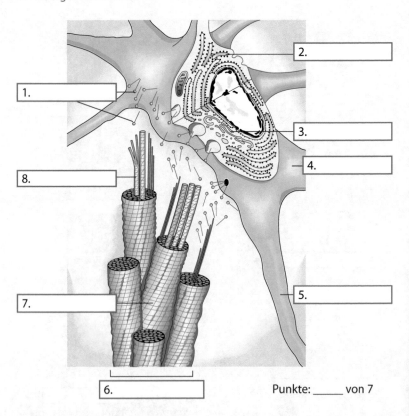

Punkte: _____ von 7

7. Bindegewebe (▶ 3.3)

Bitte beschriften Sie die unten stehende Abbildung mit den
folgenden Begriffen.

a. Erythrozyten in Blutkapillare
b. Plasmazelle
c. elastische Fasern
d. Kollagenfaser
e. Makrophage
f. Monozyt

g. Lymphozyt
h. eosinophiler Granulozyt
i. Fibroblast
j. Nervenfaser
k. Mastzelle

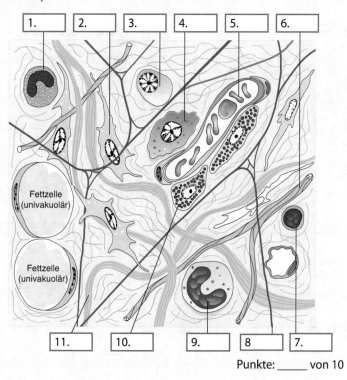

1.   2.   3.   4.   5.   6.

Fettzelle
(univakuolär)

Fettzelle
(univakuolär)

11.   10.   9.   8   7.

Punkte: _____ von 10

8. Aufbau des Lamellenknochens (▶ 3.5.2)

Bitte beschriften Sie die unten stehende Abbildung mit den
folgenden Begriffen.

a. Schaltlamellen
b. Speziallamellen
c. Knochenhaut (Periost)
d. Osteozyten
e. Volkmann-Kanal

f. Havers-Kanal
g. äußere Generallamelle
h. Endost
i. innere Generallamelle
j. Osteon (Havers-System)

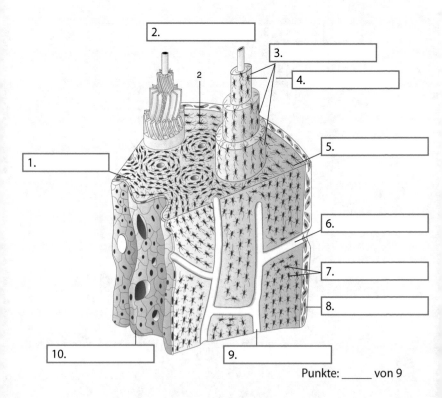

Punkte: _____ von 9

9. Myofibrillen (▶ 3.6.2)

Bitte beschriften Sie die unten stehende Abbildung mit den folgenden Begriffen.

a. Myosin-Filament

b. Aktin-Filament

c. I-Streifen (isotrop)

d. A-Streifen (anisotrop)

e. Z-Streifen

f. Sarkomer

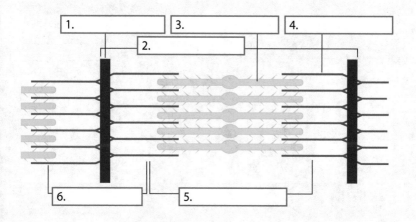

10. Nervenzellkörper (►3.7.1)

Bitte beschriften Sie die unten stehende Abbildung mit den folgenden Begriffen.

a. Markscheide (Myelin)
b. Neurit, Axon
c. Dendriten
d. Synapse

e. Ursprungskegel (Axonhügel)
f. Golgi-Apparat
g. Nissl-Substanz (RER)
h. Neurofilamente

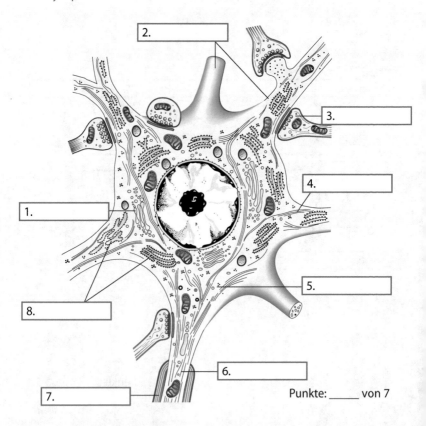

2.

3.

4.

1.

5.

8.

6.

7.

Punkte: _____ von 7

11. Synapsen (▶ 3.7.3)

Bitte beschriften Sie die unten stehende Abbildung mit den
folgenden Begriffen.

a. präsynaptische Membran
b. synaptischer Spalt
c. Perikaryon
d. synaptische Bläschen

e. Mitochondrium
f. Neurotubuli
g. Axon
h. postsynaptische Membran

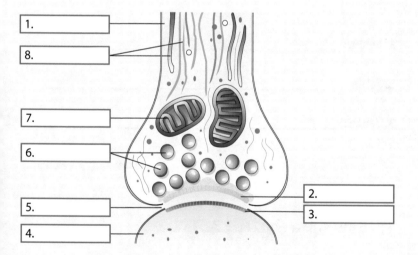

1.

8.

7.

6.

5.

4.

2.

3.

Punkte: _____ von 7

12. Nerven

Bitte markieren Sie die 3 Fehler im folgenden Text.

Die Nerven verbinden die Körperperipherie mit dem ZNS. Solche Nerven, die nur zum ZNS leitende Fasern enthalten, werden als motorische Nerven bezeichnet. Solche die nur vom ZNS in die Peripherie leitende Fasern enthalten, werden als afferente Fasern bezeichnet. Nerven sind gemischt, d. h. es kommen sowohl efferente als auch afferente Fasern im gleichen Nerv vor. Nerven sind prinzipiell myelinisiert.

1. Fehler: _____

2. Fehler: _____

3. Fehler: _____

Punkte: _____ von 6

13. Bindegewebe (▶ 3.3.5)

Bitte markieren Sie die 3 Fehler im folgenden Text.

Straffes faseriges Bindegewebe ist überall dort anzutreffen wo kaum mechanische Belastung auftritt. Dieser Gewebetyp enthält viele Zellen und Grundsubstanz. Der Stoffwechsel ist deutlich geringer als im lockeren Bindegewebe und die Anzahl der Blutgefäße sowie der freien Bindegewebszellen ist ebenfalls stark reduziert. Die Fasern verlaufen immer quer zur Richtung der Zugbelastung.

1. Fehler: _____

2. Fehler: _____

3. Fehler: _____

Punkte: _____ von 6

14. Fragen zur Histologie (▶ Kap. 3)

14.1 Drüsen/Sekretion:
Welche der folgenden Aussagen ist *richtig*?

[a] Bei der holokrinen Sekretion wird das Sekret ausgeschleust ohne sichtbaren Substanzverlust.

[b] Tubulöse Drüsen besitzen bläschenförmige sezernierende Endstücke.

[c] Die Ohrspeicheldrüse produziert ein dünnflüssiges Sekret.

[d] Muköse Drüsen besitzen in der Regel enge Ausführungsgänge.

14.2 Geformte Interzellularsubstanz:
Welche der folgenden Aussagen ist *richtig*?

[a] Elastische Fasern weisen eine typische Querstreifung auf, d.h. eine Periodik von ca. 640 nm.

[b] Elastische Fasern sind meist gewellt angeordnet, um eine gewisse Federung zu ermöglichen.

[c] Kollagenfasern werden erst im Interzellularraum aus Prokollagen zusammengesetzt.

[d] Kollagenfasern lassen sich bis zu 150% ihrer Ausgangslänge dehnen.

14.3 Knochenregeneration nach Bruch:
Welche der folgenden Aussagen ist *falsch*?

[a] Nach einem Knochenbruch bildet sich ein Bluterguss (Frakturhämatom).

[b] Der gebildete Kallus ist zunächst rein bindegewebig.

[c] Bei perfekter Fixation der Bruchenden kommt es nicht zur Bildung von Kallus.

[d] Kallus ist nach 4 bis 6 Wochen in Kallusknochen umgebildet.

14.4 Osteomalazie:
Welche der folgenden Aussagen ist *falsch*?

[a] Durch eine zu geringe Versorgung mit Vitamin D kann Osteomalazie entstehen.

[b] Osteomalazie im Kindesalter wird als Rachitis bezeichnet.

[c] Bei Osteomalazie fehlt Kalziumphosphat in der Knochenmatrix.

[d] Durch Gabe von hohen Phosphatdosen kann die Osteomalazie rückgängig gemacht werden.

🔵 14.5 Knochenumbau/Zahnregulation:
Welche der folgenden Aussagen ist *falsch*?

[a] Die Möglichkeit der Zahnregulation beruht auf der Fähigkeit des Knochens bei konstantem Druck vermehrt aufgebaut zu werden.

[b] Die Spongiosa ist in der Lage Druck in Zug umzuformen.

[c] Der Zahnhalteapparat führt bei Zahnregulationen zu einem Zug auf der Seite, von der der Druck ausgeübt wird.

[d] Bei Zahnregulationen kommt es in der Regel nicht zu einem Wackeln der Zähne.

🔵 14.6 Muskelatrophie:
Welche der folgenden Aussagen ist *falsch*?

[a] Durch Muskelatrophie kommt es durch Reduktion der Myofibrillenzahl zur Verkleinerung der Muskulatur.

[b] Eine Inaktivitätsatrophie ist irreversibel.

[c] Die neurogene Muskelatrophie beruht auf dem Verlust der Innervation.

[d] Bei irreversibler Muskelatrophie kommt es teilweise zum Ersatz der Muskulatur durch Bindegewebe.

🔵 14.7 Nervendegeneration/Amputation:
Welche der folgenden Aussagen ist *falsch*?

[a] Nach einer Nervendurchtrennung kommt es zur Degeneration des distalen Segments.

[b] Wenn Perikaryen verletzt sind, degeneriert das gesamte Neuron.

[c] Bei Regeneration eines Nervens wächst der distale Axonstumpf proximalwärts.

[d] Nach Amputation führt der gebildete Amputationsknoten zu einer größeren Empfindlichkeit des Amputationsstumpfes.

Punkte: _____ von 14

15. Gewebearten (▶ 3.1)

Bitte ordnen Sie die Begriffe (1–6) den Merkmalen (a–f) zu.

1. glatte Muskulatur	a. sezernierende Endstücke
2. Herzmuskulatur	b. verzweigte Zelle
3. hyaliner Knorpel	c. univakuolär (eine Vakuole enthaltend)
4. elastischer Knorpel	d. weniger Myosin als Aktin enthaltend
5. Drüsen	e. maskierte Kollagenfasern
6. Speicherfett	f. zwei Faserarten enthaltend

Punkte: _____ von 5

Auswertung

108	
Zu erreichende Punkte	Erreichte Punkte

Bewegungsapparat

Allgemein

1. Knochenwachstum (▶ 4.1.3)

Bitte vervollständigen Sie den Text mit den unten aufgeführten Begriffen.

Einige wichtige Prinzipien des Längenwachstums werden

am _____ deutlich. Dieser Knochen hat

während des Wachstums zwischen seinen beiden Gelenkenden

und dem Schaft je eine _____ , die

_____ genannt wird. Hier wird _____

gebildet, der durch _____ Ossifikation ver-

knöchert. Das Wachstumshormon _____ wirkt

fördernd auf die Epiphysenfugen und bewirkt damit das Längenwachstum. Sobald die Epiphysenfugen geschlossen sind,

kann kein weiteres Längenwachstum mehr erfolgen. Diese end-

gültige _____ der Wachstumszone erfolgt meist

zwischen dem _____ und _____ Lebensjahr.

Auswahl: 14., 16., 21., 23., Abbauzone, Dickenwachstum, enchondrale, Epiphysenfuge, Knochen, Knorpel, Längenwachstum, perichondrale, Plattenknochen, Röhrenknochen, Somatotropin (STH), Tetrajodthyronin (T4), Verknöcherung, Verknorpelung, Wachstumszone, Würfelknochen

Punkte: _____ von 9

2. Muskeltätigkeit (▶ 4.5.1)

Bitte vervollständigen Sie den Text mit den unten aufgeführten Begriffen.

Ein Muskel kann seine Länge durch _____ (Zu-

sammenziehung) oder durch _____ (Dehnung)

verändern. Die Dehnung wird meist durch einen

_____ bewirkt, der Antagonist genannt wird.

Unterstützen sich 2 Muskeln in ihrer Wirkung, bezeichnet man

sie als Synergisten. Ein typisches Beispiel dafür ist die Wirkung der Muskeln am Oberarm. Der _____ (zwei-

köpfiger Oberarmmuskel) und der _____

(Armbeuger) sind in Bezug auf die Armbeugung Synergisten,

d. h. sie unterstützen sich gegenseitig und bewirken beide eine

_____ (Beugung) im Ellenbogengelenk. Der

_____ (dreiköpfiger Oberarmmuskel), der auf

der Rückseite des Oberarms liegt, wirkt auf die beiden anderen

Muskeln als Antagonist, da er eine _____ (Stre-

ckung) im Ellenbogengelenk bewirkt.

Auswahl: Antagonisten, Dilatation, Extension, Flexion, Gegenspieler, Kontraktion, M. biceps brachii, M. brachialis, M. triceps brachii, Synergisten

Punkte: _____ von 8

3. Muskelkontraktion (▶ 4.5.1)

Bitte markieren Sie die 3 Fehler im folgenden Text.

Wird ein Muskel trotz Anspannung verlängert, d. h. unter Arbeit gedehnt, nennt man das konzentrische Bewegung. Diese kommt häufig vor, z. B. wenn man einen schweren Gegenstand schnell aufnimmt, d. h. allgemein bei bremsenden Bewegungen. Geschieht dieser Vorgang bei einem ermüdeten Muskel, der relativ viele ATP-Moleküle enthält, kommt es nach heutiger Auffassung zu einem Muskelkater. Dieser entsteht durch die passive Verlängerung der Sarkomere, da sich die Aktin- und Myosinfilamente nicht lösen können und reißen.

1. Fehler: _____

2. Fehler: _____

3. Fehler: _____

Punkte: _____ von 6

4. Bewegungsapparat (▶ 4.4)

Bitte ordnen Sie die untenstehenden Hilfseinrichtungen des Bewegungsapparates (Zahl) den Funktionen (Buchstabe) zu.

1. Sesambein	a. fibröse Umlenkung
2. Retinakulum	b. knöcherne Umlenkung
3. Faszie	c. Sehnenschutz
4. Sehnenscheide	d. Organhülle

Punkte: _____ von 3

5. Quizrätsel: Bewegung allgemein (▶ Kap. 4)

Welche Aussage ist jeweils *falsch*? Bitte kreuzen Sie die
entsprechende Antwort an und finden Sie das Lösungswort.

1. Knochenbälkchen (Spongiosa)

Die Spongiosa ist entlang der Trajektorien (Krafteinwirkungslinien) gebaut.	Die Spongiosa entspricht dem Minimum-Maximum Prinzip.	Spongiosa findet sich bei Röhrenknochen vor allem im Schaft.	Zwischen den Spongiosabälkchen befindet sich Knochenmark.
☐ E	☐ H	☐ B	☐ V

2. Knochenwachstum

Knochen wird durch Apposition dicker.	Osteoblasten verhindern ein zu starkes Dickenwachstum.	Röhrenknochen besitzen an beiden Enden eine Epiphysenfuge.	In der Epiphysenfuge findet enchondrale Ossifikation statt.
☐ G	☐ Ä	☐ E	☐ S

3. Synarthrosen

Syndesmosen gehören zu den Synarthrosen.	Synarthrosen sind echte Gelenke.	Synostosen sind aus Knochen aufgebaut.	Nach Abschluss des Wachstums werden Epiphysenfugen zu Synostosen.
☐ A	☐ N	☐ O	☐ D

4. Gelenkbestandteile

Gelenklippen vergrößern die Auflagefläche eines Gelenkes.	Alle Gelenkkapseln sind durch Gelenkbänder (Ligamente) verstärkt.	Schleimbeutel enthalten Synovia.	Gelenkmuskeln setzen an der Gelenkkapsel an.
☐ I	☐ D	☐ K	☐ A

5. Reguläre Gelenke

Alle Gelenke sind aus Rotationskörpern aufgebaut.	Nussgelenke gehören zu den Kugelgelenken.	Kugelgelenke weisen 3 Freiheitsgrade der Bewegung auf.	Eigelenke weisen 2 Freiheitsgrade der Bewegung auf.
☐ E	☐ O	☐ W	☐ V

6. Gelenkstabilität

Der Luftdruck ist die wichtigste Komponente des Gelenkzusammenhalts.	Die Adhäsion nimmt am Gelenkzusammenhalt teil.	Muskeln spielen für den Gelenkzusammenhalt keine Rolle.	Bänder bewirken einen besseren Gelenkzusammenhalt.
☐ P	☐ A	☐ R	☐ U

7. Bewegungshemmung

Knochenhemmung der Bewegung ist pathologisch.	Weichteilhemmung ist bei trainierter Muskulatur besonders ausgeprägt.	Bandhemmung verhindert eine Überstreckung des Gelenkes.	Kapselhemmung beendet z. B. die Außenrotation des Oberarms.
☐ R	☐ U	☐ I	☐ D

8. Insuffizienz

Die ischiokrurale Gruppe ist ein Beispiel für passive Insuffizienz.	Beim Rumpf-beugen mit durchgestreck-ten Knien beendet passive Insuffizienz die Bewegung.	Passive Insuffizienz verunmöglicht, ohne Schwung, den Kontakt zwischen Ferse und Gesäß.	Die ischiokrurale Gruppe ist ein Beispiel für aktive Insuffizienz.
☐ D	☐ E	☐ I	☐ Z

9. Punctum fixum/Punctum mobile

Bei einem Klimm-zug ist die Hand Punctum fixum.	Bei einem Ballwurf ist die Schulter Punctum fixum.	Beim Spielbein ist der Fuß Punctum fixum.	Beim Standbein ist der Fuß Punctum fixum.
☐ U	☐ C	☐ S	☐ E

10. Kräfteparallelogramm

Der Armbeuger (M. brachialis) hat bei gestrecktem Arm eine große Gelenkkompo-nente.	Der M. brachialis hat bei gebeugtem Arm eine große Bewegungskom-ponente.	Der Muskelver-lauf entspricht im Kräfteparalle-logramm einem Vektor.	Die Gelenkkom-ponente dient dem Gelenkzu-sammenhalt
☐ H	☐ R	☐ S	☐ L

Lösungswort

1	2	3	4	5	6	7	8	9	10

Punkte: _____ von 6

6. Gelenke (▶ 4.2)

Bitte bezeichnen Sie in den folgenden Abbildungen den jeweiligen Gelenktyp.

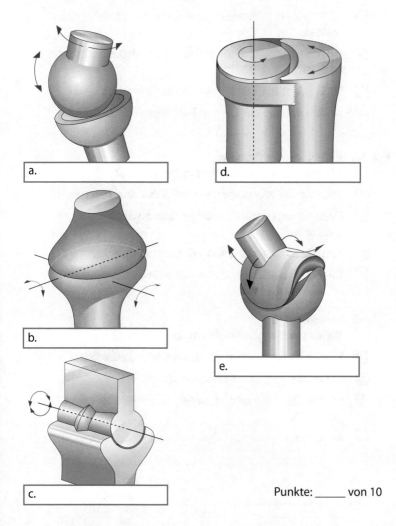

a.

d.

b.

e.

c.

Punkte: _____ von 10

7. Fragen zu Gelenken (▶ 4.2)

7.1 Gelenktypen:
Welche der folgenden Aussagen ist *falsch*?

[a] Im Kugelgelenk können 3 Bewegungspaare durchgeführt werden.

[b] Ein Nussgelenk ist zu mehr als 50 % von der Gelenkpfanne umfasst.

[c] Ein Eigelenk hat 3 Freiheitsgrade der Bewegung.

[d] Ein Scharniergelenk hat eine Führungsleiste.

7.2 Einteilung der Gelenke:
Welche der folgenden Aussagen ist *falsch*?

[a] Einfache Gelenke werden aus lediglich 2 Knochen aufgebaut.

[b] Zusammengesetzte Gelenke gehören zu den irregulären Gelenken.

[c] Amphiarthrosen gehören zu den echten Gelenken.

[d] Das Schultergelenk ist ein reguläres Gelenk.

7.3 Umlenkungen:
Welche der folgenden Aussagen ist *richtig*?

[a] Fibröse Umlenkungen werden als Faszien bezeichnet.

[b] Sesambeine sind in Muskeln eingebaut.

[c] Fibröse Umlenkungen werden durch Schleimbeutel geschützt.

[d] Sehnen werden durch Sehnenscheiden geschützt.

Punkte: _____ von 6

8. Knochenaufbau (▶ 4.1)

Bitte beschriften Sie die unten stehende Abbildung mit den folgenden Begriffen.

a. Gelenkknorpel
b. Schaft (Diaphyse)
c. Gelenkende (Epiphyse)
d. verknöcherte Epiphysenfuge

e. Kompakta
f. Markhöhle (Cavitas medullare)
g. Knochenhaut (Periost)
h. Knochenbälkchen (Spongiosa)

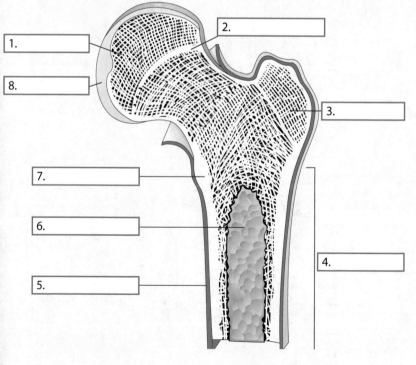

Punkte: _____ von 7

9. Gelenkaufbau (▶ 4.2)

Bitte beschriften Sie die unten stehende Abbildung mit den folgenden Begriffen.

a. Gelenkschleimbeutel
   (Bursa articularis)
b. Gelenkspalt mit
   Gelenkflüssigkeit (Synovia)
c. Gelenkknorpel

d. Sehne
e. Knochenhaut (Periost)
f. Kompakta
g. Spongiosa
h. Gelenkkapsel

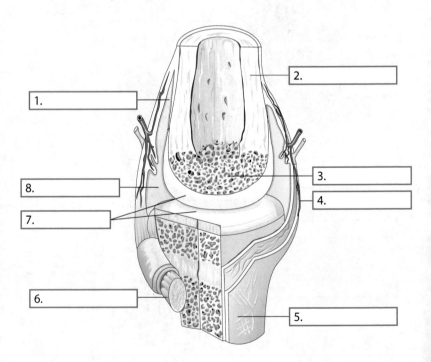

Punkte: _____ von 7

10. Kniegelenk (▶ 4.2)

Bitte beschriften Sie die unten stehende Abbildung mit den folgenden Begriffen.

a. Schienbein (Tibia)
b. Oberschenkel (Femur)
c. Gelenkknorpel
d. Sehne des 4-köpfigen
   Oberschenkelmuskels
   (M. quadriceps)

e. Schleimbeutel
   (Bursa articularis)
f. Meniskus
g. Kniescheibe (Patella)
h. Fettkörper (Corpus
   adiposum infrapatellaris)

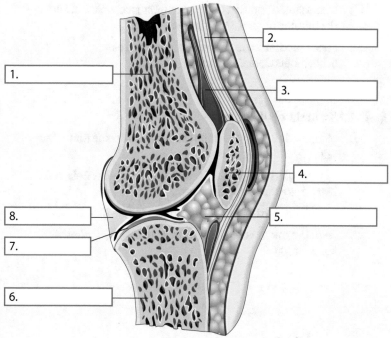

Punkte: _____ von 7

11. Fragen zum Bewegungsapparat allgemein (▶ Kap. 4)

Welche der folgenden Fragen ist *falsch*?

11.1 Verletzung/Entzündung

[a] Der mediale (innere) Meniskus ist häufiger von Verletzungen betroffen als der laterale (äußere).

[b] Der äußere Meniskus ist mit dem äußeren Seitenband (laterales Kollateralband) verwachsen.

[c] Oberschenkelrotation bei fixiertem Unterschenkel ist häufig die Ursache für eine Meniskusverletzung.

[d] Starke mechanische Beanspruchung kann eine Schleimbeutelentzündung hervorrufen.

11.2 Kontrakturen/Bänderriss

[a] Mangelnde Bewegung kann die Ursache für eine Kontraktur sein.

[b] Lagerung in physiologischer Mittelstellung eines Gelenkes hilft Kontrakturen zu verhindern.

[c] Im Kniebereich reißt praktisch nur das innere Kollateralband.

[d] Beim Umknicken des Fußes kann es zu einem Bänderriss kommen.

11.3 Kontraktion der Muskulatur

a) Die motorischen Endplatten sind die Synapsen der Motoneurone.

b) Die Synapsen der Motoneurone schütten Azetylcholin aus.

c) Fehlen von ATP führt zur Totenstarre (Rigor mortis).

d) Für die Muskelkontraktion ist Kaliumausschüttung aus dem sarkoplasmatischen Retikulum notwendig.

11.4 Ebenen im Körper

a) Frontalebenen verlaufen parallel zur Stirne.

b) Sagittalebenen verlaufen quer durch den aufrechten Körper.

c) Transversalebenen verlaufen horizontal durch den aufrechten Körper.

d) Die Medianebene teilt den Körper in zwei symmetrische Hälften.

Punkte: _____ von 8

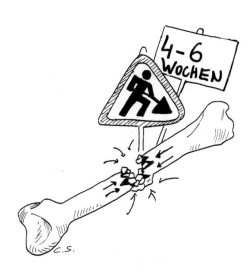

12. Lage- und Richtungsbegriffe (▶Kap. 4)

Bitte beschriften Sie die unten stehende Abbildung mit den folgenden Begriffen.

a. rechts
b. links
c. proximal
d. distal

e. medial
f. lateral
g. kaudal
h. kranial

Achtung: 2 der Begriffe kommen doppelt vor!

1.

2.

3.

4.

5.

6.

7.

8.

9.

10.

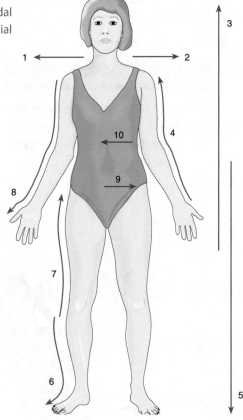

Punkte: _____ von 9

Auswertung

86

Zu erreichende Punkte

Erreichte Punkte

Bewegungsapparat

Speziell

1. Frontalansicht des Schädels (▶ 4.6.1)

Bitte vervollständigen Sie den Text mit den unten aufgeführten Begriffen.

Die größten Öffnungen sind die _____ , die bir-

nenförmige _____ und die _____ .

Jeweils 3 kleinere Öffnungen sind auf beiden Seiten in einer

Linie zu sehen: die Öffnungen für die Endäste des

_____ , nämlich für den _____

(Foramen supraorbitale), _____ (Foramen in-

fraorbitale) und den _____ (Foramen mentale).

Das Os frontale (Stirnbein) bildet die Stirn und begrenzt

die vordere Schädelgrube nach frontal, außerdem bildet es

den oberen Rand der Augenhöhle. Ein großer Teil des vorderen

Gesichtsschädels wird durch den _____ (Maxilla)

gebildet. Der Oberkieferknochen besitzt einen zahntragenden

Teil, der mit seinen _____ (Alveolen) die

Oberkieferzähne trägt.

Auswahl: Augenhöhlen, Hinterhauptloch (Foramen magnum), Mundöffnung,
N. facialis, N. glossopharyngeus, N. mandibularis, N. maxillaris, N. ophthalmicus,
N. trigeminus, Nasenöffnung, Oberkieferknochen, Ohröffnung, Unterkiefer-
knochen, Zahnfächern

Punkte: _____ von 9

2. Bauchmuskulatur (▶ 4.7.2)

Bitte vervollständigen Sie den Text mit den unten aufgeführten
Begriffen.

Die Rückenmuskulatur kann in _____ größere Gruppen unter-

teilt werden. Die eine Gruppe besteht aus den _____

Rückenmuskeln, die _____ Schultergürtelmus-

kulatur heißt, weil sie auf den Schultergürtel einwirkt. Die

andere Gruppe besteht aus den _____ Rückenmuskeln, die im Unterschied zu den oberflächlichen

Muskeln _____ Rückenmuskulatur genannt

werden. Diese wird in ihrer Gesamtheit häufig als

_____ der Wirbelsäule bezeichnet, da sie u. a.

für das _____ und Halten der Wirbelsäule

verantwortlich ist. Daneben ist die echte Rückenmuskulatur für

die Dreh- und seitlichen _____ der Wirbelsäule

verantwortlich.

Auswahl, die z. T. mehrfach verwendet werden können: 2, 3, Aufrichten, Aufrichter, Beugen, Beuger, dorsale, echte, Neigebewegungen, oberflächlichen, Streckbewegungen, tiefen, unechte, ventrale

Punkte: _____ von 8

3. Rückenmuskulatur (▶ 4.7.4)

Bitte markieren Sie die 3 Fehler im folgenden Text.

Die Wirbelsäule wird von 2 größeren Muskelgruppen bewegt: den Rückenmuskeln und deren Synergisten, den Bauchmuskeln. Daneben sind die Bauchmuskeln am Aufbau der seitlichen, vorderen und hinteren Bauchwand beteiligt. Mit Ausnahme des viereckigen Lendenmuskels (M. quadratus lumborum) sind alle Bauchmuskeln nach ihrer Verlaufsrichtung und Lage benannt. Nur 2 der Bauchmuskeln sind an der Bauchpresse beteiligt. Ihre

Wirkung ist von der Stimmritze abhängig. Ist diese offen, führt die Bauchpresse zu einer Erhöhung des Bauchinnendrucks und umgekehrt.

1. Fehler: _____

2. Fehler: _____

3. Fehler: _____

Punkte: _____ von 6

4. Oberarmmuskeln (▶ 4.7.8)

Bitte markieren Sie die 3 Fehler im folgenden Text.

Am Oberarm ist die Muskulatur durch Septen in eine ventrale Streckerloge und eine dorsale Beugerloge getrennt. Die Beugerloge enthält den M. biceps brachii und den M. brachialis. Vom Schultergürtel verläuft im gleichen Bereich der M. pectoralis major. Der M. biceps brachii besitzt einen langen und einen kurzen Kopf. Der lange Bizepskopf entspringt am Processus coracoideus (Rabenschnabelfortsatz).

1. Fehler: _____

2. Fehler: _____

3. Fehler: _____

Punkte: _____ von 6

5. Quiz-Rätsel Osteologie (▶ 4.6)

Welche Aussage ist jeweils *falsch*? Bitte kreuzen Sie die
entsprechende Antwort an und finden Sie das Lösungswort.

1. Schädel

Der Schädel besteht aus 28 Knochen.	Die Sutura sagittalis (Sutura = Schädelnaht) befindet sich zwischen den beiden Scheitelbeinen (Os parietale).	Zum Hinterhauptbein (Os occipitale) gehört das Felsenbein (Pars petrosa).	Das Jochbein (Os zygomaticum) ist der »Backenknochen«.
☐ E	☐ H	☐ S	☐ V

2. Wirbelsäule

Die Wirbelsäule besitzt 2 Kyphosen und 2 Skoliosen.	Der oberste Halswirbel ist der Atlas.	Die Lendenwirbel besitzen auf beiden Seiten einen Rippenfortsatz.	Der 7. Halswirbel ist als erster mit seinem Dornfortsatz gut sicht- und tastbar.
☐ P	☐ Ä	☐ E	☐ S

3. Oberschenkelknochen (Femur)

Der große Rollhügel (Trochanter major) ist durch die Haut tastbar.	Im Stand verläuft der Oberschenkelschaft vom Hüftgelenk aus nach medial.	Der Winkel zwischen Hals und Schaft beträgt beim Neugeborenen ca. 90°.	Am distalen Ende des Femurs befinden sich zwei Gelenkknorren (Kondylen).
☐ A	☐ N	☐ R	☐ D

4. Hüftbein (Os coxae)

Das Hüftbein wird aus ursprünglich 3 verschiedenen Knochen gebildet.

☐ I

Der Sitzbeinhöcker befindet sich dorsal am Hüftbein.

☐ D

Das männliche Becken besitzt einen größeren Winkel zwischen den Schambeinbögen.

☐ U

Das Iliosakralgelenk (ISG) ist ein irreguläres Gelenk.

☐ A

5. Unterschenkelknochen

Der äußere Knöchel reicht weiter nach distal als der innere.

☐ E

Das Wadenbein (Fibula) ist über eine Syndesmose mit dem Schienbein (Tibia) verbunden.

☐ O

Der Wadenbeinkopf (Caput fibulae) ist Teil des Kniegelenks.

☐ N

Die Malleolengabel ist Teil des oberen Sprunggelenks.

☐ V

6. Sprunggelenke

Die Sprungbeinrolle (Trochlea tali) ist vorne breit und hinten schmal.

☐ P

Das untere Sprunggelenk besteht aus 2 Teilen.

☐ A

Oberes und unteres Sprunggelenk können gemeinsam eine »Maulschellenbewegung« ausführen.

☐ U

Das Fersenbein (Calcaneus) ist nicht an den Sprunggelenken beteiligt.

☐ G

7. Schulterblatt (Scapula)

Die Schultergräte (Spina scapulae) befindet sich dorsal auf dem Schulterblatt.

☐ R

Die Schulterhöhe (Acromion) geht aus der Schultergräte hervor.

☐ U

Der Rabenschnabelfortsatz (Processus coracoideus) zeigt nach dorsal.

☐ B

Die Schulterhöhe (Acromion) bildet ein Gelenk mit dem Schlüsselbein

☐ D

8. Oberarmknochen (Humerus)

Der anatomische Hals des Humerus ist besonders bruchgefährdet.	Der große Höcker (Tuberculum majus) sitzt lateral vom kleinen Höcker.	Am inneren Muskelknorren (Epicondylus medialis) verläuft der N. ulnaris direkt unter der Hautoberfläche.	Bei einem Bruch des Oberarms ist der N. radialis besonders gefährdet.
☐ E	☐ F	☐ I	☐ Z

9. Unterarmknochen

Bei Umwendbewegungen der Hand bleibt die Elle (Ulna) stehen.	Die Elle bildet zwei Gelenke mit der Speiche (Radius).	Das proximale Gelenk zwischen Radius und Ulna ist ein Radgelenk.	An der Ulna befindet sich der Ansatzort für den M. biceps brachii.
☐ U	☐ C	☐ S	☐ I

10. Hand- und Fußknochen

Die Handwurzelknochen bilden die Handfläche.	Das proximale Handgelenk ist ein Eigelenk.	Das Fußgewölbe besteht aus einem Quer- und einem Längsgewölbe.	Am Fersenbein setzt die Achillessehne an.
☐ N	☐ R	☐ S	☐ L

Lösungswort

1	2	3	4	5	6	7	8	9	10

Punkte: _____ von 6

6. Quiz-Rätsel zur Muskulatur (▶ 4.7)

Welche Aussage ist jeweils *falsch*? Bitte kreuzen Sie die entsprechende Antwort an und finden Sie das Lösungswort.

1. Mimische Muskulatur

Der große Jochbeinmuskel (M. zygomaticus major) ist der eigentliche Lachmuskel.	Der M. depressor anguli oris zieht die Mundwinkel nach unten.	Der M. masseter ist der Wangenmuskel.	Der Schädelhaubenmuskel (M. epicranius) ist für das Stirnrunzeln verantwortlich.
☐ S	☐ H	☐ E	☐ V

2. Halsmuskeln

Der Kopfwender (M. sternocleidomastoideus) kann das Gesicht nach oben wenden.	Die Treppenmuskeln (Mm. scaleni) neigen den Hals seitwärts.	Der lange Halsmuskel (M. longus colli) bewirkt eine Seitwärtsdrehung des Halses.	Der Halshautmuskel (Platysma) gehört zur tiefen Schicht der Halsmuskeln.
☐ P	☐ Ä	☐ E	☐ X

3. Dorsale Muskeln an Kopf, Hals und Rücken

Der breite Rückenmuskel (M. latissimus dorsi) bewegt den Arm.	Der Kapuzenmuskel (M. trapezius) besteht aus 3 verschieden verlaufenden Anteilen.	Die Rautenmuskeln (Mm. rhomboidei) stellen den muskulären Teil des Schultergürtels.	Der Schulterblattheber (M. levator scapulae) zieht den unteren Winkel der Scapula nach lateral (außen).
☐ A	☐ N	☐ R	☐ T

4. Tiefe Rückenmuskulatur

Der mediale Muskelstrang besteht aus einem Geradsystem und einem Schrägsystem.

☐ I

Zum lateralen Muskelstrang rechnet man u. a. den Dornmuskel (M. spinalis).

☐ E

Die kurzen Nackenmuskeln gehören zur tiefen Rückenmuskulatur.

☐ U

Der Riemenmuskel (M. splenius) ist an der Kopfdrehung beteiligt.

☐ A

5. Brustkorbmuskulatur

Das Diaphragma (Zwerchfell) ist der wichtigste Atemmuskel.

☐ E

Die äußeren Zwischenrippenmuskeln (Mm. intercostales externi) sind an der Ausatmung beteiligt.

☐ N

Im Zwerchfell befindet sich eine Öffnung für die V. cava (Hohlvene).

☐ O

Die Kontraktion des Zwerchfells führt zu einer Vergrößerung des Brustraumes.

☐ V

6. Bauchmuskeln

Der gerade Bauchmuskel (M. rectus abdominis) ist an Rumpfbeugen (sit-ups) beteiligt.

☐ P

Der äußere schräge Bauchmuskel (M. obliquus ext. abd.) kann die Rippen senken.

☐ O

Der innere schräge Bauchmuskel (M. obliquus int. abd.) ist an der Bauchpresse beteiligt.

☐ U

Der quere Bauchmuskel (M. transversus abd.) ist an der Seitwärtsneigung des Rumpfes beteiligt.

☐ S

7. Ventrale Schultergürtelmuskulatur

Der große Brustmuskel (M. pectoralis major) besteht aus 3 Teilen.

☐ R

Der vordere Sägemuskel (M. serratus anterior) ermöglicht die Elevation.

☐ U

Der große Brustmuskel (M. pect. major) bewirkt u. a. ein Heranziehen des Armes.

☐ B

Der große Brustmuskel (M. pect. major) bewirkt u. a. eine Außenrotation des Armes.

☐ O

8. Schultermuskulatur

Der Deltamuskel nimmt an der Außenrotation teil.

Der Deltamuskel nimmt an der Innenrotation teil.

Der Deltamuskel nimmt an der Adduktion (Heranziehen des Armes) teil.

Schultergrätenteil (Pars spinalis) und Schlüsselbeinteil (Pars clavicularis) nehmen an der Abduktion (Abstrecken des Armes) teil.

☐ E   ☐ F   ☐ I   ☐ R

9. Armmuskulatur

Der Hakenarmmuskel (M. coracobrachialis) gehört zu den Extensoren.

Der zweiköpfige Oberarmmuskel (M. biceps brachii) und der Armbeuger (M. brachialis) sind Synergisten.

Der Hohlhandspanner (M. palmaris longus) ist bei vielen Menschen nicht vorhanden.

Der Einwärtsdreher (M. pronator teres) ist an der Umwendbewegung des Unterarms (Pronation) beteiligt.

☐ E   ☐ C   ☐ S   ☐ I

10. Beinmuskulatur

Die ischiokrurale Gruppe bewirkt eine Beugung im Kniegelenk.

Der Schneidermuskel (M. sartorius) bewirkt eine Innendrehung des Unterschenkels.

Der große Gesäßmuskel (M. glutaeus maximus) bewirkt eine Beugung im Hüftgelenk.

Der Zwillingswadenmuskel (M. gastrocnemius) bewirkt eine Beugung im Kniegelenk

☐ N   ☐ R   ☐ N   ☐ L

Lösungswort

1	2	3	4	5	6	7	8	9	10

Punkte: _____ von 6

7. Beinmuskulatur (▶ 4.7.11)

Bitte ordnen Sie die unten stehenden Muskeln des Beins (Zahl) den ausgeführten Bewegungen (Buchstabe) zu.

1. M. quadriceps femoris	a. Adduktion des Oberschenkels
2. M. psoas major	b. Streckung im Kniegelenk
3. M. glutaeus maximus	c. Plantarflexion des Fußes
4. M. adductor magnus	d. Streckung im Hüftgelenk
5. M. soleus	e. Beugung im Hüftgelenk
6. M. tibialis anterior	f. Dorsalflexion des Fußes

Punkte: _____ von 5

8. Armmuskulatur (▶ 4.7.8)

Bitte ordnen Sie die unten stehenden Muskeln des Arms (Zahl) den
ausgeführten Bewegungen (Buchstabe) zu.

1. M. triceps brachii	a. Spannung der Hohl-handsehnenplatte
2. M. biceps brachii	b. Streckung im Ellenbogengelenk
3. M. brachialis	c. Beugung im Ellenbogengelenk
4. M. palmaris longus	d. Pronation
5. M. pronator teres	e. Beugung im Ellenbogen-gelenk und Supination
6. M. supinator	f. Supination
7. M. extensor digiti minimi	g. Streckung des kleinen Fingers

Punkte: _____ von 6

9. Schädelknochen (▶ 4.6.1)

Bitte beschriften Sie die unten stehende Abbildung mit den folgenden Begriffen.

a. Scheitelbein (Os parietale)
b. Stirnbein (Os frontale)
c. Hinterhauptbein (Os occipitale)
d. Schläfenbein (Os temporale)
e. Warzenfortsatz
    (Processus mastoideus)
f. Unterkiefer (Mandibula)

g. Oberkiefer (Maxilla)
h. Keilbein (Os sphenoidale)
i. Jochbein (Os zygomaticum)
j. Öffnung des Gehörgangs
    (Porus acusticus)
k. Nasenbein (Os nasale)

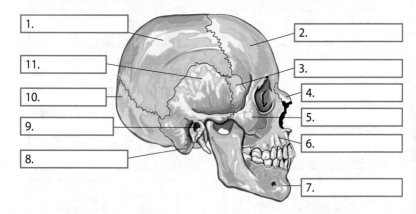

1.
11.
10.
9.
8.
2.
3.
4.
5.
6.
7.

Punkte: _____ von 10

10. Wirbelsäule (▶ 4.6.2)

Bitte beschriften Sie die unten stehende Abbildung mit den folgenden Begriffen.

a. Sakralkyphose
b. Brustkyphose
c. Halslordose
d. Lendenlordose
e. Kreuzbein
f. Brustwirbelsäule

g. Halswirbelsäule
h. Steißbein
i. Dorsalseite der Wirbelsäule
j. Ventralseite der Wirbelsäule
k. Promontorium
l. Lendenwirbelsäule

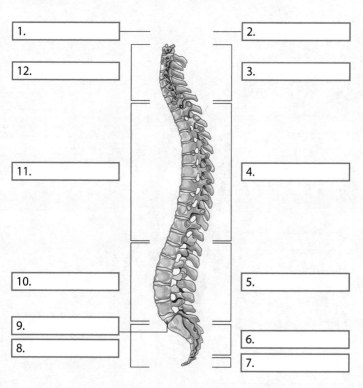

1.

12.

11.

10.

9.

8.

2.

3.

4.

5.

6.

7.

Punkte: _____ von 11

11. Schulterblatt (▶ 4.6.3)

Bitte beschriften Sie die unten stehende Abbildung mit den folgenden Begriffen.

a. Gelenkpfanne für den Humerus
b. Rabenschnabelfortsatz (Processus coracoideus)
c. Fläche für den Obergräten-muskel (M. supraspinatus)
d. unterer Winkel (Angulus inferior)
e. medialer Rand

f. lateraler Rand
g. Fläche für den Untergräten-muskel (M. infraspinatus)
h. Schultergräte (Spina scapulae)
i. Schulterhöhe (Acromion)

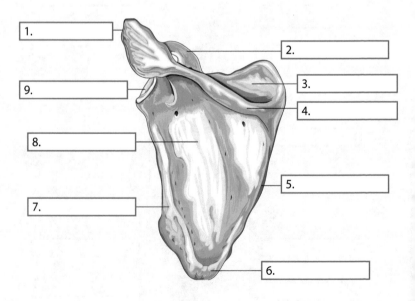

1.

2.

9.

3.

4.

8.

5.

7.

6.

Punkte: _____ von 8

12. Bauchmuskulatur (▶ 4.7.4)

Bitte beschriften Sie die unten stehende Abbildung mit den folgenden Begriffen.

a. gerader Bauchmuskel
   (M. rectus abdominis)
b. äußerer schräger Bauchmuskel
   (M. obliquus ext. abd.)
c. vorderer Sägemuskel
   (M. serratus anterior)

d. großer Brustmuskel
   (M. pectoralis major)
e. Bauchnabel (Umbilicus)
f. Rektusscheide
g. Leistenkanal
   (Canalis inguinalis)

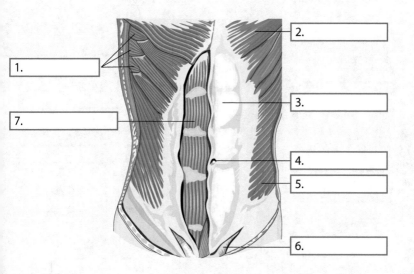

1.

2.

3.

7.

4.

5.

6.

Punkte: _____ von 6

13. Gesichtsmuskulatur (▶ 4.7.1)

Bitte beschriften Sie die unten stehende Abbildung mit den folgenden Begriffen.

a. M. masseter
   (Kaumuskel)
b. M. sternocleidomastoideus
   (Kopfwender)
c. M. zygomaticus major
   (großer Jochbeinmuskel)
d. infrahyale Muskeln
   (Unterzungenbein-Muskeln)

e. M. epicranius
   (Schädelhaubenmuskel)
f. M. orbicularis oculi
   (Lidringmuskel)
g. M. depressor anguli oris
   (Senker des Mundwinkels)
h. M. temporalis
   (Schläfenmuskel)

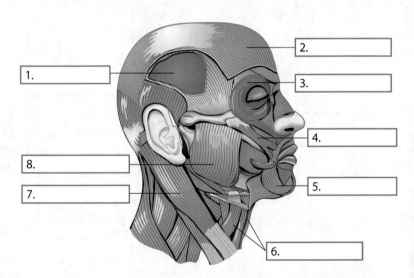

Punkte: _____ von 7

14. Rückenmuskulatur (▶ 4.7.2)

Bitte beschriften Sie die unten stehende Abbildung mit den folgenden Begriffen.

a. breiter Rückenmuskel
   (M. latissimus dorsi)
b. Deltamuskel
   (M. deltoideus)
c. Kapuzenmuskel, absteigender
   Teil (M. trapezius)
d. Kapuzenmuskel, aufsteigender
   Teil (M. trapezius)
e. Kopfwender
   (M. sternocleidomastoideus)

f. großer Gesäßmuskel
   (M. glutaeus maximus)
g. Schultergräte
   (Spina scapulae)
h. Deltamuskel
   (Schultergrätenteil,
   Pars spinalis)
i. äußerer schräger
   Bauchmuskel (M. obliquus
   externus abdominis)

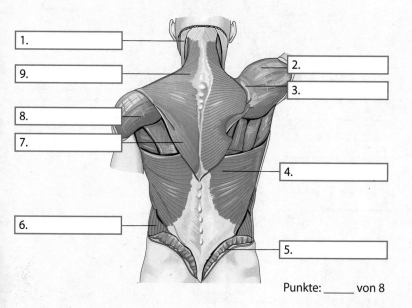

1.
9.
2.
3.
8.
7.
4.
6.
5.

Punkte: _____ von 8

15. Oberschenkelmuskulatur (▶ 4.7.11)

Bitte beschriften Sie die unten stehende Abbildung mit den folgenden Begriffen.

a. Schneidermuskel (M. sartorius)
b. großer Lendenmuskel (M. psoas major)
c. Darmbeinmuskel (M. iliacus)
d. langer Anzieher (M. adductor longus)
e. Schlankmuskel (M. gracilis)
f. innerer Schenkelmuskel (M. vastus medialis)

g. äußerer Schenkelmuskel (M. vastus lateralis)
h. gerader Schenkelmuskel (M. rectus femoris)
i. Kamm-Muskel (M. pectineus)
j. Leistenband (Ligamentum inguinale)

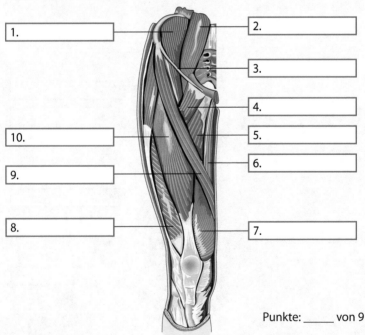

1.

2.

3.

4.

10.

5.

6.

9.

8.

7.

Punkte: _____ von 9

Auswertung

111		
Zu erreichende Punkte		Erreichte Punkte

Nervensystem

1. Funktion des Nervensystems (▶ 5.1)

Bitte vervollständigen Sie den Text mit den unten aufgeführten Begriffen.

Vom Nervensystem werden _____ über

_____ aufgenommen, in Erregungen umgewan-

delt und nach _____ effektorischen Systemen

zugeleitet. Durch Vermittlung des Nervensystems erfolgt auf

jeden Reiz eine entsprechende Antwort, die in ihrer Gesamtheit

als _____ für die _____ des

Lebens angesehen werden können.

Auswahl: Abschaltung, Erhaltung, Gesamtheit, Grundlage, Impulse, Reize, Rezeptoren, Standpunkt, Unterbruch, Umschaltung, Veranlagung

Punkte: _____ von 5

2. Hirnhäute und Liquor (▶ 5.7.3)

Bitte vervollständigen Sie den Text mit den unten aufgeführten Begriffen.

Die Hirnhäute und der im _____ (Subarachno-

idalraum) vorhandene Liquor schützen das

_____ und das _____ vor

Stoß und Schlag sowie gegen hohe Temperaturen. Gehirn und

Rückenmark schwimmen in einem _____ . Da

ein in Flüssigkeit eingetauchter Körper soviel an

_____ verliert, wie er an _____

verdrängt (_____) sind Gehirn und Rücken-

mark nahezu _____ aufgehängt. Das mensch-

liche Gehirn wiegt in Luft ca. _____ g, in der

Liquorflüssigkeit dagegen nur noch _____ g.

Auswahl: 5.000 g, 50 g, 1.350 g, 135 g, Auftrieb, Flüssigkeit,
Flüssigkeitsmantel, Gehirn, Gewicht, Hirnhäute, Rückenmark, schwerelos,
schwimmend, Spinnwebraum, Ventrikel, Wirbelsäule

Punkte: _____ von 10

3. Hirnabschnitte (▶ 5.7.1)

Nennen Sie die Ihnen bekannten Hirnabschnitte.

1. _____

2. _____

3. _____

4. _____

5. _____

Punkte: _____ von 15

4. Nervenplexus (▶ 5.5.2)

Nennen Sie vier Nervenplexus und jeweils einen der Nerven, die
aus den Nervenplexus hervorgehen.

	Plexus	Nerv
1.	_____	_____
2.	_____	_____
3.	_____	_____
4.	_____	_____

Punkte: _____ von 12

5. Eigen- und Fremdreflexe (▶ 5.9.1 und 5.9.2)

Bitte ordnen Sie folgende Eigenschaften (1–5) den Eigenreflexen (E) und den Fremdreflexen (F) zu.

1. monosynaptisch $\boxed{E}$ oder $\boxed{F}$

2. ermüdbar $\boxed{E}$ oder $\boxed{F}$

3. längere Reflexzeit $\boxed{E}$ oder $\boxed{F}$

4. lang dauernde Muskelkontraktion $\boxed{E}$ oder $\boxed{F}$

5. Rezeptor und Effektor im selben Organ $\boxed{E}$ oder $\boxed{F}$

Punkte: _____ von 5

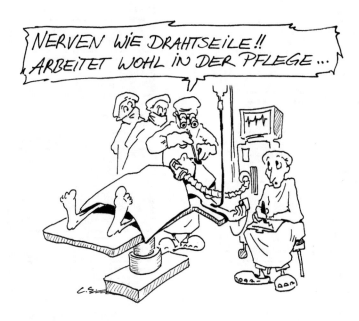

6. Hirnnerven (▶ 5.6)

Bitte ordnen Sie die Hirnnerven (I-XII) ihrer – wichtigsten – Funktion (a-l) zu.

I. Nervus (Bulbus) olfactorius	a. M. trapezius und M. sternocleido-mastoideus
II. N. opticus	b. Innervation der Zungenmuskulatur
III. N. oculomotorius	c. Hauptnerv des Parasympathikus
IV. N. trochlearis	d. Ohr und Gleichgewicht
V. N. trigeminus	e. Rachen und Zunge
VI. N. abducens	f. mimische Muskulatur
VII. N. facialis	g. Gesicht und Mundhöhle
VIII. N. statoacusticus	h. äußerer gerader Augenmuskel
IX. N. glossopharyngeus	i. die meisten äußeren Augenmuskeln
X. N. vagus	j. oberer schräger Augenmuskel
XI. N. accessoris	k. Sehnerv
XII. N. hypoglossus	l. Riechnerv

Punkte: _____ von 11

7. Rückenmark (▶ 5.5.1)

Bitte beschriften Sie die unten stehende Abbildung mit den folgenden Begriffen.

a. Hinterhorn
b. Vorderhorn
c. Seitenstrang
d. Vorderstrang
e. hintere Wurzel (Radix dorsalis)

f. vordere Wurzel (Radix ventralis)
g. Spinalnerv
h. Wurzelfäden (Fila radicularia)
i. Zentralkanal
j. Spinalganglion

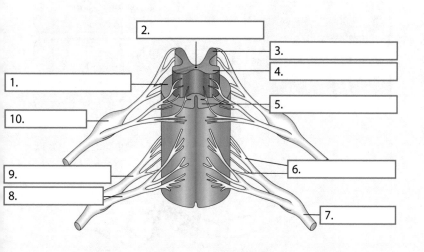

Punkte: _____ von 9

8. Spinalnerven (▶ 5.5.2)

Bitte ordnen Sie den Anteil des Spinalnervs (1–4) der
entsprechenden Funktion zu (a–d) zu.

1. somatomotorische
   Fasern

2. viszeromotorische
   Fasern

3. somatosensible
   Fasern

4. viszerosensible
   Fasern

a. Afferenzen
   sensibler Neurone

b. Efferenzen
   motorischer Neurone

c. Afferenzen sensibler
   Neurone aus den
   Organen

d. Efferenzen
   motorischer Neurone
   für die Organe und
   Vasomotorik

Punkte: _____ von 3

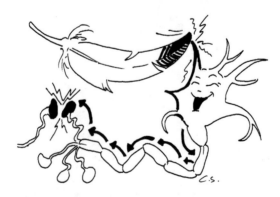

9. Fragen zum Aktionspotenzial und Synapsen (▶ 5.3.2)

9.1 Aktionspotenzial:
Welche der folgenden Aussagen ist *richtig*?

[a] Sobald ein Nervenimpuls einläuft, kommt es zu einem Aktionspotenzial.

[b] Das Aktionspotenzial beruht auf dem Einstrom von Kalium.

[c] Als Depolarisation bezeichnet man die Rückkehr zum Ruhemembranpotenzial.

[d] Im Anschluss an ein Aktionspotenzial kommt es zu einer leichten Hyperpolarisation.

9.2 Aktionspotenzial:
Welche der folgenden Aussagen ist *falsch*?

[a] Das Aktionspotenzial kann durch eine genügend große Menge an Acetylcholin ausgelöst werden.

[b] Durch eine erregende Transmittersubstanz werden Natriumkanäle in der Zellmembran geöffnet.

[c] Ein Aktionspotenzial läuft innerhalb von wenigen Millisekunden (tausendstel Sekunden) ab.

[d] Die Zündschwelle für ein Aktionspotenzial liegt bei -70 mV.

9.3 Synapsen: Welche der folgenden Aussagen ist *falsch*?

[a] Es gibt sowohl erregende, wie auch hemmende Synapsen.

[b] Gamma-Amino-Buttersäure führt zu einem Aktionspotenzial.

[c] Synapsen üben eine Ventilfunktion aus, der Impuls kann nur in eine Richtung laufen.

[d] Die synaptischen Bläschen enthalten eine Transmittersubstanz.

Punkte: _____ von 6

10. Gliazellen (▶ 5.4)

Bitte ordnen Sie die Gliazelltypen (1–6) ihrer Funktion zu (a–f).

1. Oligodendroglia	a. Isolation im ZNS
2. Ependymzellen	b. Isolation im PNS
3. Schwann-Zellen	c. Auskleidung von In- nenräumen des ZNS
4. Astrozyten	d. Phagozytose (Abräumzellen)
5. Mikroglia	e. Isolation von Ganglienzellen
6. Mantel- resp. Hüllzellen	f. Regulation des extra- zellulären Milieus

Punkte: _____ von 5

11. Quiz-Rätsel: Das Gehirn (▶ 5.7)

Welche Aussage ist jeweils *richtig*? Bitte kreuzen Sie die entsprechende Antwort an und finden Sie das Lösungswort.

1. Hirnventrikel und Liquor

Es gibt drei Hirnventrikel.	Die Hirnventrikel sind ein in sich geschlossenes System.	Liquor cerebro- spinalis ist eine eiweißreiche Flüssigkeit.	Liquor cerebro- spinalis wird im Adergeflecht des Plexus choroide- us gebildet.
☐ A	☐ H	☐ E	☐ R

2. Hüllen des zentralen Nervensystems

Die harte Hirnhaut (Dura mater encephali) grenzt direkt an die Hirn- und Rückemarksubstanz.

Die Spinnwebhaut (Arachnoidea) begrenzt den Spinnwebraum (Subarachnoidalraum).

In der weichen Hirnhaut (Pia mater) befinden sich die venösen Blutleiter.

Die Spinnwebszotten liegen im Spinnwebraum.

☐ G   ☐ Ü   ☐ E   ☐ F

3. Medulla oblongata (verlängertes Mark)

Die Medulla oblongata ist Teil des Rückenmarks.

Im Bereich der Medulla oblongata befindet sich die Pyramidenkreuzung.

Durch die Pyramiden verläuft die Extrapyramidalmotorik.

Die Medulla oblongata grenzt direkt an das Mittelhirn.

☐ W   ☐ C   ☐ O   ☐ I

4. Hinterhirn

Zum Hinterhirn wird das Mittelhirn und das Kleinhirn gerechnet.

Der größte Kleinhirnkern ist der gezähnte Kern (Nucleus dentatus).

Die Kleinhirnrinde hat einen 6-schichtigen Aufbau.

In beiden Kleinhirnhemisphären liegt ein Wurm (Vermis).

☐ K   ☐ Z   ☐ O   ☐ E

5. Kleinhirn

Ins Kleinhirn gelangt nur eine Afferenz (aufsteigende Faserart).

Moos- und Kletterfasern sind Efferenzen (absteigende Fasern).

Die äußerste Schicht der Kleinhirnrinde wird von den Purkinjezellen gebildet.

Das Kleinhirn ist an der Koordination der Bewegung beteiligt.

☐ R   ☐ O   ☐ I   ☐ E

6. Mittelhirn

Im Mittelhirn liegt ein Teil der Formatio reticularis.

☐ N

Der rote Kern liegt im Tectum (Dach) des Mittelhirns.

☐ C

Die oberen Hügel der Vierhügelplatte (Lamina tectalis) sind Schaltstellen der Hörbahn.

☐ U

Der schwarze Kern (Substantia nigra) ist Teil der Willkürmotorik.

☐ I

7. Zwischenhirn

Das Zwischenhirn besteht aus 2 Anteilen.

☐ E

Der Thalamus stellt das Tor zum Bewusstsein dar.

☐ M

Der Stabkranz (Radiatio thalami) verbindet den Thalamus mit der Peripherie

☐ S

Im Hypothalamus wird Melatonin gebildet.

☐ V

8. Großhirn (Endhirn)

Durch Windungen und Furchen wird die Oberfläche um den Faktor 3 vergrößert.

☐ A

Im Endhirn unterscheiden wir 7 Lappen.

☐ I

Die Basalganglien werden nicht zum Endhirn gerechnet.

☐ X

In motorischen Arealen überwiegen die Körnerzellen.

☐ K

9. Innere Kapsel (Capsula interna)

Durch die innere Kapsel verlaufen Projektionsfasern.

☐ R

Verletzung der inneren Kapsel kann zu Tetraplegie führen.

☐ E

Die innere Kapsel wird ausschließlich von motorischen Fasern gebildet.

☐ F

Die Pyramidenbahn verläuft nicht durch die innere Kapsel.

☐ I

10. Hirnareale und ihre Funktion

Das Broca-Zentrum liegt bei Rechtshändern in der rechten Hirnhemisphäre.	Der Gyrus praecentralis (vordere Zentralwindung) enthält die sensible Hirnrinde.	Gehörte Sprache wird im Schläfenlappen verarbeitet.	Die Sehrinde (Sulcus calcarinus) liegt im Hinterhauptlappen (Lobus occipitalis).

☐ L ☐ R ☐ N ☐ K

Lösungswort

1	2	3	4	5	6	7	8	9	10

Punkte: _____ von 6

12. Basalganglion (▶ 5.7.4)

Bitte ordnen Sie dem Basalganglion (1–3)

seine entsprechende – wichtige – Funktion (a–c) zu.

1. Streifenkörper (Corpus striatum)	a. Förderung der Bewegung
2. bleicher Kern (Pallidum)	b. Teil des limbischen Systems
3. Mandelkern (Amygdala)	c. Hemmung der Bewegung

Punkte: _____ von 2

13. Hirnabschnitte (▶ 5.7.4)

Bitte beschriften Sie die unten stehende Abbildung mit den folgenden Begriffen.

a. 4. Ventrikel
b. Balken (Corpus callosum)
c. Kleinhirn (Cerebellum)
d. Mittelhirn (Mesencephalon)
e. Zwischenhirn (Diencephalon)
f. Endhirn (Telencephalon)

g. 3. Ventrikel
h. Brücke (Pons)
i. Rückenmark
     (Medulla spinalis)
j. verlängertes Mark
     (Medulla oblongata)

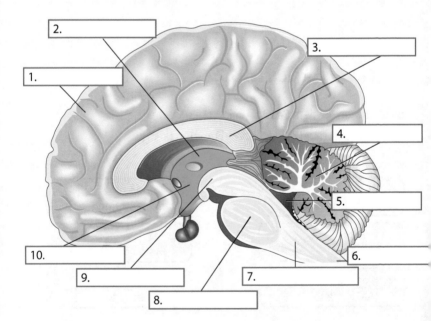

Punkte: _____ von 9

14. Zwischen- und Mittelhirn (▶ 5.7.4)

Bitte beschriften Sie die unten stehende Abbildung der Dorsalansicht des Zwischen- und Mittelhirns mit den folgenden Begriffen.

a. unterer Hügel
   (Colliculus inferior)
b. Zügel (Habenula)
c. Kleinhirnstiel
d. mittlerer Kniehöcker
   (Corpus geniculatum mediale)
e. seitlicher Kniehöcker
   (Corpus geniculatum laterale)

f. Thalamus
g. geschweifter Kern
   (Nucleus caudatus)
h. Zirbeldrüse
   (Corpus pineale)
i. oberer Hügel
   (Colliculus superior)

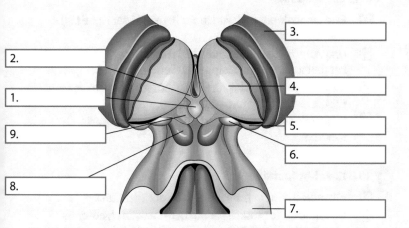

Punkte: _____ von 8

15. Fragen zum Gehirn (▶ 5.7.1)

Welche der folgenden Aussagen ist *falsch*?

🖐 15.1 Schädel-Hirn-Trauma

[a] Das Schädel-Hirn-Trauma wird auf der Basis der Glasgow Coma Scale beurteilt.

[b] Bei einer Hirnerschütterung kommt es häufig zu einer Amnesie.

[c] Bereits einer leichten Hirnprellung folgt in der Regel eine 6-monatige Phase mit Beschwerden.

[d] Lähmungen können als Folge einer schweren Hirnprellung entstehen.

🖐 15.2 Lumbalpunktion

[a] Eine Lumbalpunktion wird in der Regel auf der Höhe L3/L4 oder L4/L5 durchgeführt.

[b] Ungefähr 30% aller Patienten leidet nach einer Lumbalpunktion am postpunktuellen Syndrom.

[c] Rückenlage und reichliche Flüssigkeitsaufnahme helfen ein postpunktuelles Syndrom zu mildern.

[d] Bauchschmerzen sind typisch für das postpunktuelle Syndrom.

🖐 15.3 Kleinhirnfunktion

[a] Alkoholvergiftung kann zu Kleinhirnschäden führen.

[b] Eine reduzierte Muskelspannung (muskuläre Hypotonie) kann Zeichen eines Kleinhirnschadens sein.

[c] Typisch für eine alkoholbedingte Funktionsbeeinträchtigung des Kleinhirns ist eine Gangunsicherheit.

[d] Muskelzittern bei zielgerichteten Bewegungen (Intentionstremor) ist kein Zeichen einer Kleinhirnbeeinträchtigung.

15.4 Apoplexie (Schlaganfall)

[a] Der Schlaganfall ist die häufigste Erkrankung des Gehirns.

[b] Am häufigsten ist das Versorgungsgebiet der A. cerebri media von einem Hirnschlag betroffen.

[c] Wenn die rechte Hirnhemisphäre von einem Schlaganfall betroffen ist, kann es zu motorischen und sensiblen Ausfällen der gegenüberliegenden Körperseite kommen.

[d] Nach einem Hirnschlag mit anschließender Hemiplegie (Halbseitenlähmung) wird häufig die gesunde Seite vernachlässigt (Neglect-Phänomen).

15.5 Parkinson-Krankheit

[a] Die Parkinson-Erkrankung hat ihre Ursache im Untergang von dopaminhaltigen Neuronen in der Substantia nigra (schwarzer Kern).

[b] Bei einer Parkinson-Erkrankung ist der Muskeltonus erhöht.

[c] Typisch für eine Parkinson-Erkrankung ist das Ruhezittern.

[d] Druck und erhöhte Erwartungshaltung der Umgebung bessern in der Regel die Symptome der Parkinson-Erkrankten.

15.6 Schmerz (▶ 5.11)

[a] Schmerz wird über freie Nervenendigungen wahrgenommen.

[b] Prostaglandin E2 sensibilisiert die Schmerzrezeptoren.

[c] Azetylsalizylsäure (Aspirin) verhindert an den Synapsen die Ausschüttung von Transmittersubstanzen.

[d] Das 3. Neuron der Schmerzleitung gelangt in den Gyrus postcenralis der Hirnrinde.

15.7 Vegetatives Nervensystem

[a] Das Ganglion coeliacum gehört zum Sympathikus.

[b] Die postganglionäre Transmittersubstanz des Sympathikus ist Noradrenalin.

[c] Der Hauptnerv des Parasympathikus ist der N. vagus.

[d] Die Grenzstrangganglien gehören zum Parasympathikus.

Punkte: _____ von 14

16. Hirnlappen und Rindenfelder (▶ 5.7.4)

Bitte beschriften Sie die unten stehende Abbildung mit den folgenden Begriffen.

a. Hinterlappen
   (Lobus occipitalis)

b. Sehrinde
   (Sulcus calcarinus)

c. Scheitellappen
   (Lobus parietalis)

d. sensible Rinde
   (Gyrus postcentralis)

e. motorische Rinde
   (Gyrus praecentralis)

f. sensorisches Sprachzentrum
   (Wernicke)

g. motorisches Sprachzentrum
   (Broca)

h. akustische Sprachregion
   (Heschl)

i. Stirnlappen
   (Lobus frontalis)

j. Schläfenlappen
   (Lobus temporalis)

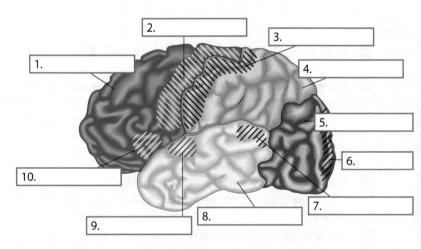

Punkte: _____ von 9

17. Frontalschnitt durch Endhirn und Zwischenhirn (▶ 5.7.4)

Bitte beschriften Sie die unten stehende Abbildung mit den folgenden Begriffen.

a. Mandelkern (Amygdala)
b. innere Kapsel (Capsula interna)
c. Vormauer (Claustrum)
d. Balken (Corpus callosum)
e. geschweifter Kern (Nucleus caudatus)
f. Schalenkern (Putamen)
g. Thalamus
h. bleicher Kern (Pallidum)
i. Hypothalamus
j. Sehnervenbahn (Tractus opticus)

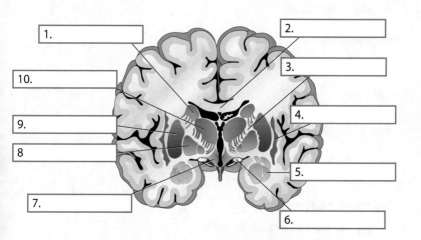

Punkte: _____ von 9

18. Parasympathikus und Sympathikus (▶ 5.14.1 und 5.14.2)

Bitte ordnen Sie folgende Funktionen (1–6) dem Parasympathikus (P) und dem Sympathikus (S) zu.

1. Bronchodilatation $\boxed{P}$ *oder* $\boxed{S}$

2. Peristaltikförderung im Magen-Darm-Trakt $\boxed{P}$ *oder* $\boxed{S}$

3. Glykogenabbau $\boxed{P}$ *oder* $\boxed{S}$

4. Pupillenerweiterung $\boxed{P}$ *oder* $\boxed{S}$

5. Harnverhalten $\boxed{P}$ *oder* $\boxed{S}$

6. Ejakulation $\boxed{P}$ *oder* $\boxed{S}$

Punkte: _____ von 6

19. Gehirnfunktionen

Welche der folgenden Aussagen ist *falsch*?

🔊 19.1 Schlaf (▶ 5.16)

- $\boxed{a}$ REM Schlaf ist pathologisch.
- $\boxed{b}$ Während des Tiefschlafes treten im Elektroenzephalogramm delta-Wellen auf.
- $\boxed{c}$ Während des paradoxen Schlafs träumt der Mensch.
- $\boxed{d}$ Während des paradoxen Schlafs ist der Muskeltonus schlaff.

19.2 Gedächtnis (▶ 5.13)

[a] Das Kurzzeitgedächtnis wird auch als sensorisches Gedächtnis bezeichnet.

[b] Am Übergang vom Kurzzeit- ins Langzeitgedächtnis ist das limbische System beteiligt.

[c] Verletzungen des Schläfenlappens können zur Störung des Übergangs vom Kurzzeit- ins Langzeitgedächtnis führen.

[d] Im Langzeitgedächtnis unterscheiden wir einen Teil für Fakten und einen Teil für Tätigkeiten.

19.3 Fazialislähmung (▶ 5.6)

[a] Patienten mit Fazialislähmung leiden häufig unter Schluckbeschwerden.

[b] Mit einer transnasalen Ernährungssonde kann einigen Patienten mit Fazialislähmung Erleichterung verschafft werden.

[c] Folge einer Fazialislähmung kann ein unvollständiger Lidschluss auf der gegenüberliegenden Gesichtshälfte sein.

[d] Bei Patienten mit Fazialislähmung befinden sich häufig noch Nahrungsreste im Mund.

Punkte: _____ von 6

Auswertung

150	
Zu erreichende Punkte	Erreichte Punkte

Blut

1. Erythrozyten (▶ 6.2)

Bitte vervollständigen Sie den Text mit den unten aufgeführten
Begriffen.

Erythrozyten reagieren sehr stark auf _____

des _____ Drucks. Werden sie in eine

stark _____ Lösung eingebracht, strömt so

lange Wasser in die Erythrozyten, bis sie _____.

Dieser Vorgang wird _____ genannt.

Infusionslösungen sollten deshalb immer mit dem Blut

_____ sein. Für die physiologische

_____ heißt das, sie muss eine Konzentration

von _____ aufweisen.

Auswahl: 0,09 %, 0,9 %, 9 %, Hämolyse, Hämostase, hypertone, hypotone, isoton, isotonen, Kochsalzlösung, Magnesiumlösung, osmotischen, platzen, schrumpfen, Veränderungen

Punkte: _____ von 8

2. Flüssigkeit im Körper (▶ 6.10)

Bitte vervollständigen Sie den Text mit den unten aufgeführten Begriffen.

Der menschliche Körper besteht zu ca. _____ aus Wasser.

Das Wasser verteilt sich auf drei Kompartimente (verschiedenartige Räume), nämlich _____ ,

_____ und _____ . Die

treibenden Kräfte für den Austausch zwischen den Kompartimenten sind _____ , _____

und _____ . Wasser wird immer passiv transportiert. Es folgt den _____ transportiert

Elektrolyten.

Auswahl: 7,5 %, 17,5 %, 75 %, aktiv, Bindegewebe, Blut, Flüssigkeitsmenge, hydrostatischer Druck, Interstitium, Intrazellularraum, Knochen, Muskulatur, kolloidosmotischer Druck, osmotischer Druck, passiv, Plasmaproteine

Punkte: _____ von 8

3. Funktionen des Blutes (▶ Kap. 6)

Bitte nennen Sie mindestens 5 Funktionen des Blutes.

1. _____

2. _____

3. _____

4. _____

5. _____

Punkte: _____ von 15

4. Geformte Blutbestandteile (▶ Kap. 6)

Bitte nennen Sie die Ihnen bekannten Arten von geformten
Blutbestandteilen.

1. _____

2. _____

3. _____

4. _____

5. _____

6. _____

7. _____

Punkte: _____ von 21

5. Plasmaproteine (▶ 6.9.1)

Bitte nennen Sie mindestens 3 Plasmaproteine und ihre Funktion.

Plasmaprotein	Funktion
1. _____	_____
2. _____	_____
3. _____	_____
4. _____	_____

Punkte: _____ von 12

6. Blutgruppen (▶ 6.8)

Bitte beschriften Sie die neben stehende Abbildung
mit den folgenden Begriffen.

a. Agglutinogen A+B
b. Agglutinogen B
c. kein Agglutinin
d. Agglutinin A

e. kein Agglutinogen
f. Agglutinin B
g. Agglutinin A+B
h. Agglutinogen A

Punkte: _____ von 7

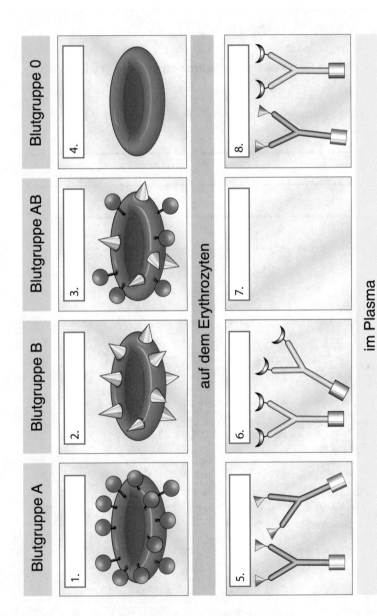

Blutgruppe A   Blutgruppe B   Blutgruppe AB   Blutgruppe 0

1.   2.   3.   4.

auf dem Erythrozyten

5.   6.   7.   8.

im Plasma

7. Blutwerte und –begrifflichkeiten (▶ Kap. 6)

Bitte ordnen Sie den Begriffen (1–6) die entsprechenden Größen (a–f) zu.

1. Hämatokrit	a. 8 % des Körpergewichtes
2. Blutvolumen	b. 20 mm
3. Blutsenkungs-geschwindigkeit	c. 45 %
4. Leukozyten	d. 200.000–300.000 mm³
5. Thrombozyten	e. 4.000–9.000 mm³
6. Plasmavolumen	f. 4,5 % des Körpergewichts

Punkte: _____ von 5

8. Fragen zum Blut (▶ Kap. 6)

8.1 Plasmaproteine:
Welche der folgenden Aussagen ist *richtig*?

[a] Die Transaminasen gehören zu den Plasma-Proteinen.

[b] Bei den Paraproteinämien fehlen normalerweise vorhandene Proteine.

[c] Eine Hypoproteinämie liegt vor, wenn die Gesamtproteinmenge im Blut erniedrigt ist.

[d] Albumin ist für den Transport von Eisen im Blut zuständig.

8.2 Blutgruppen:
Welche der folgenden Aussagen ist *falsch*?

a⃞ 85 % der Menschen besitzen den Rhesus-Faktor.

b⃞ Die Blutgruppe AB rhesusnegativ ist die seltenste Blutgruppe.

c⃞ Die Minorreaktion entsteht, wenn das Spenderblut Antikörper gegen das Empfängerblut mitbringt.

d⃞ Agglutinogene sind die gegen Blut gebildeten Antikörper.

8.3 Erythrozyten:
Welche der folgenden Aussagen ist *richtig*?

a⃞ Erythrozyten haben einen Durchmesser von 750 µm.

b⃞ Die Lebensdauer von Erythrozyten beträgt ca. 10 Tage.

c⃞ Der einzelne Erythrozyt hat einen Hämoglobingehalt von 28–32 pg.

d⃞ Erythrozyten sind zu 10 % mit Hämoglobin gefüllt.

8.4 Elektrolyte im Blut:
Welche der folgenden Aussagen ist *richtig*?

a⃞ Die Kationen sind negativ geladen.

b⃞ Bei den Anionen hat Chlorid den größten Anteil.

c⃞ Natrium gehört zu den Kationen.

d⃞ In den Zellen befinden sich am wenigsten Ionen.

Punkte: _____ von 8

9. Quiz-Rätsel: Das Blut (▶ Kap. 6)

Welche Aussage ist jeweils *richtig*? Bitte kreuzen Sie die
entsprechende Antwort an und finden Sie das Lösungswort.

1. Albumin ...

weist die größte Konzentration der Proteine im Blut auf.	kann keine Fettsäuremoleküle transportieren.	besteht aus 4 Untereinheiten.	kann in der Niere frei filtriert werden.
☐ H	☐ A	☐ E	☐ F

2. Das »gute« Fett im Blut ist/sind ...

das VLDL.	das LDL.	das HDL.	die freien Fettsäuren.
☐ K	☐ K	☐ Ä	☐ N

3. Glukose im Blut ...

beträgt der Wert nach 12 h Fasten 8,88 mmol/l	sollte bei Null liegen.	wird mit ca. 300 mg/h pro kg Körpergewicht verbraucht.	kann aus Fettsäuren aufgebaut werden.
☐ V	☐ O	☐ M	☐ I

4. Reststickstoff (Rest-N) ...

ist ein Hinweis auf Gicht.	sollte nicht vorkommen.	beruht u. a. auf dem Nukleinsäure-Stoffwechsel.	besteht aus Aminosäuren.
☐ N	☐ B	☐ O	☐ S

5. Der kolloidosmotische Druck des Blutes ...

beträgt
ca. 25 mm/hg.

☐ G

entsteht durch
Glukose im Blut.

☐ O

ist für das
Herauspressen
von Wasser aus
den Gefäßen
verantwortlich.

☐ E

hat für den
Wasserhaushalt
keine Bedeutung.

☐ S

6. Von welchem Faktor wird der Wasserhaushalt nicht beeinflusst?

Lunge

☐ B

Niere

☐ C

Hormone

☐ E

Muskulatur

☐ L

7. *Nicht* an der Regulation des Säure-Basen-Haushaltes beteiligt ist/sind ...

Puffersysteme.

☐ B

die Wassermen-
ge des Blutes.

☐ O

die Lunge.

☐ H

die Nieren.

☐ V

8. Die Blutgerinnung ...

wird in 6 Phasen
eingeteilt.

☐ T

ist unabhängig
vom Kalzium.

☐ F

führt zu
einem weißen
Thrombus.

☐ X

kann durch
Heparin ge-
hemmt werden.

☐ B

9. Die Fibrinolyse ...

wird durch
Fibrinogen
gestartet.

☐ U

führt zu
Fibrinopeptiden.

☐ I

löst Fibrin von
außen her auf.

☐ F

läuft bei einer
Gerinnungsstö-
rung nicht ab.

☐ E

10. Gerinnungsstörungen ...

sind immer erworben.	sind unabhängig von den Gerinnungsfaktoren.	werden u. a. über das X-Chromosom vererbt.	haben keinen Einfluss auf die sekundäre Hämostase.
☐ G	☐ R	☐ N	☐ S

Lösungswort

1	2	3	4	5	6	7	8	9	10

Punkte: _____ von 6

10. Fragen zu Chemotherapie, Anämie und Thrombose/Embolie

Welche der folgenden Aussagen ist *falsch*?

10.1 Chemotherapie (▶ 6.1)

a Eine Chemotherapie kann zu einer Leukopenie führen.

b Bei einer Chemotherapie besteht eine erhöhte Infektionsgefahr.

c Bei einer Chemotherapie besteht das Risiko einer Sepsis.

d Bei einer Chemotherapie besteht das Risiko einer Polyglobulie.

⑤ 10.2 Anämie (▶ 6.1)

[a] Sowohl eine reduzierte Erythrozytenzahl als auch eine verringerte   Konzentration des Hämoglobins wird als Anämie bezeichnet.

[b] Anämie-Patienten leiden häufig unter Atemnot.

[c] Ein vermehrter Abbau von Erythrozyten kann die Ursache einer Anämie sein.

[d] Eine Anämie ist eine relativ harmlose Erkrankung.

⑤ 10.3 Thrombose und Embolie (▶ 6.12.3)

[a] Eine Thrombose kann sowohl in arteriellen als auch venösen Gefäßen vorkommen.

[b] Arterielle Thromben gelangen in der Regel in die Lunge.

[c] Lungenembolien kommen gelegentlich als Komplikation nach Operationen oder Geburten vor.

[d] Lungenembolien können auch als Folge von langem unbeweglichen Sitzen in Verbindung mit zu geringer Flüssigkeitsaufnahme vorkommen.

Punkte: _____ von 6

11. Elektropherogramm (▶ 6.9.2)

Bitte beschriften Sie die unten stehende Abbildung mit den folgenden Begriffen.

a. positiver Pol
b. Albumin
c. negativer Pol
d. α1-Globulin

e. α2-Globulin
f. β-Globulin
g. γ-Globulin

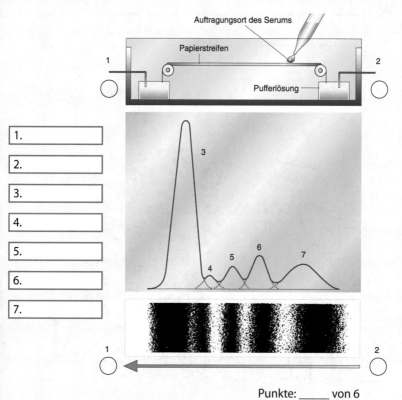

Punkte: _____ von 6

12. Erythropoese (▶ 6.5)

Nennen Sie 4 Faktoren, die für die normale Erythropoese
notwendig sind.

1. _____

2. _____

3. _____

4. _____

Punkte: _____ von 12

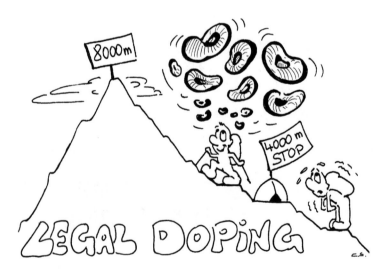

13. Rhesus-Unverträglichkeit (▶ 6.8.2)

Bitte vervollständigen Sie den Text mit den unten aufgeführten Begriffen.

Bekommt eine Frau, die _____ ist, ein Kind

von einem Mann, der _____ ist, wird das Kind

ebenfalls _____ sein. Meist bei einer zweiten

Schwangerschaft, gelegentlich schon bei einer ersten, bildet die

Mutter _____ gegen das Blut des Kindes. Diese

gelangen über die Plazenta in den kindlichen Kreislauf

und verursachen dort eine _____ , die einen

starken Anstieg des Bilirubins nach sich zieht. Dies wird

als Rhesus-Erythroblastose bezeichnet. Folgen können

_____ , ja sogar der _____ Tod

des Kindes sein.

Auswahl: Antigen, Antikörper, Bilirubin, extrauterine, Gehirnschäden, Hämoglobin, Hämolyse, Hämostase, intrauterine, Leberschäden, Magen, rhesusnegativ, rhesusnegativ, rhesuspositiv, rhesuspositiv, Schwangerschaft

Punkte: _____ von 7

14. Fragen zu Thrombosenprophylaxe und Antikoagulation (▶ 6.12)

14.1 Thrombosenprophylaxe:
Welche der folgenden Maßnahmen gehören zu einer guten Thrombosenprophylaxe?

a Frühmobilisation

b Heparinisierung

c Blutentnahme

d Venenkompression

14.2 Antikoagulation:
Welche der folgenden Maßnahmen sind *falsch*?

a Spritzen nur intramuskulär geben.

b Viel Blumenkohl in den Speisenplan aufnehmen.

c Möglichst keinen Spinat in den Speisenplan aufnehmen.

d Verabreichung von Vitamin K.

Punkte: _____ von 4

Auswertung

125		
Zu erreichende Punkte		Erreichte Punkte

Herz-Kreislauf-System

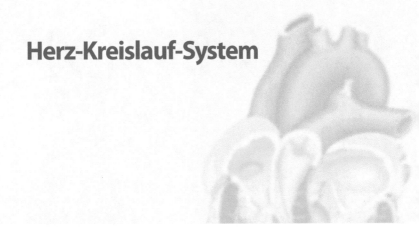

1. Herz (▶ 7.1)

Bitte vervollständigen Sie den Text mit den unten aufgeführten Begriffen.

Das Herz hat die _____ Größe der Faust seines

Trägers. Sein Gewicht ist abhängig vom _____

und vom _____ . Es beträgt durchschnittlich

_____ bei der Frau und _____ beim Mann. Bei

trainierten Sportlern kann es auf _____ vergrö-

ßert sein.

Auswahl: 1,5-fache, 2,5-fache, Trainingszustand, Lebensalter, Kopfgröße, der Hände, 280 g, 330 g, 1,3 kg, 500 bis 700 g, 900 g, Sportlern, Gesundheitszustand, Fußgröße

Punkte: _____ von 6

2. Kreislauf (▶ 7.1.2)

Bitte vervollständigen Sie den Text mit den unten aufgeführten Begriffen.

Der _____ Vorhof nimmt das aus dem

großen Körperkreislauf zurückströmende Blut auf. Dieses Blut

ist _____ , d. h. es ist _____

und _____ . Es wird über die _____

zum Herzen transportiert. Nach Durchlaufen der Lunge ist das

Blut _____ , d. h. es ist _____

und _____ . Es mündet in den _____

Vorhof und fließt durch die _____ Kammer,

die vom Vorhof durch eine Klappe getrennt ist. Von dort aus

gelangt das Blut über die _____ und in den

_____ .

Auswahl: Aorta, arteriell, CO_2-arm, CO_2-reich, großen Körperkreislauf, linke, linken, Lungenkreislauf, Lungenvene, O_2-arm, O_2-reich, obere und untere Hohlvene, rechte, rechten, venös

Punkte: _____ von 12

3. Herzinnenräume (▶ 7.1.2)

Bitte nennen Sie die vier Herzinnenräume.

1. _____

2. _____

3. _____

4. _____

Punkte: _____ von 12

4. Blutgefäßsystem (▶ 7.1.2)

Bitte nennen Sie die verschiedenen Gefäße, die vom Herzen weg oder auf das Herz zuführen.

1. _____

2. _____

3. _____

4. _____

5. _____

Punkte: _____ von 15

5. Darstellung des Herzens (▶ 7.1)

Bitte beschriften Sie die unten stehende Abbildung mit den folgenden Begriffen.

a. linkes Herzohr (Auricula sinistra)
b. rechte Herzkranzarterie
   (A. coronaria dextra)
c. obere Hohlvene (V. cava superior)
d. untere Hohlvene (V. cava inferior)
e. rechtes Herzohr (Auricula dextra)

f. linke Pulmonalvenen
g. linke Pulmonalarterien
h. Aortenbogen
i. vordere
   Interventrikulararterie
j. linke Herzkammer

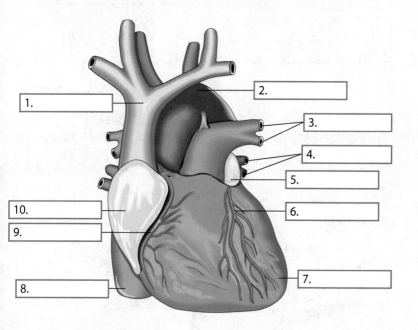

Punkte: _____ von 9

6. Herzklappen (▶ 7.1.3)

Bitte ordnen Sie die Herzklappen (Zahl) ihrer Lage (Buchstabe) zu

1. Aortenklappe	a. zwischen linker Kammer und Aorta
2. Pulmonalklappe	b. zwischen linkem Vorhof und linker Kammer
3. Mitralklappe	c. zwischen rechter Kammer und Truncus pulmonalis
4. Trikuspidalklappe	d. zwischen rechtem Vorhof und rechter Kammer

Punkte: _____ von 3

UND IMMER SCHÖN IM TAKT BLEIBEN:
RECHTER VORHOF - RECHTE KAMMER - LUFT HOLEN!
LINKER VORHOF - LINKE KAMMER - IM KÖRPER
VERTEILEN!

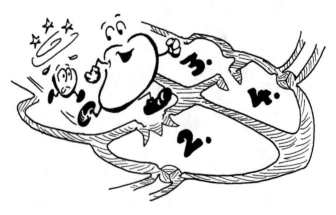

7. Fragen zur Reizbildung und Erregungsleitung (▶ 7.1.8)

7.1 **Rhythmusstörungen:**
Welche der folgenden Aussagen ist *richtig*?

[a] Kammerflimmern bezeichnet über 300 Erregungen pro Minute.

[b] Kammerflimmern ist nicht lebensbedrohend.

[c] Vorhofflimmern ist immer lebensbedrohend.

[d] Beim Kammerflimmern ist im EKG ein ausgeprägter QRS-Komplex zu sehen.

7.2 **Kalium und Kalzium:**
Welche der folgenden Aussagen ist *falsch*?

[a] Das Aktionspotenzial führt zu einem Kalziumeinstrom.

[b] Die elektromechanische Koppelung wird durch Kalzium ausgelöst.

[c] Die Kontraktionskraft des Herzens kann durch Kalzium-Antagonisten beeinflusst werden.

[d] Hohe Konzentrationen von Kalium führen zu einer Erhöhung der Herzleistung.

7.3 **Vegetative Herznerven:**
Welche der folgenden Aussagen ist *falsch*?

[a] Die Herztätigkeit wird durch Sympathikus und Parasympathikus beeinflusst.

[b] Azetylcholin wirkt dämpfend auf die Herztätigkeit.

[c] Wird das Herz von den Einflüssen des Sympathikus und Parasympathikus befreit, so schlägt es schneller.

[d] Der Sympathikus hat keinen Einfluss auf die Herzfrequenz.

Punkte: _____ von 6

8. Blutdruck (▶ 7.1.8)

Bitte ordnen Sie den systolischen bzw. diastolischen Druck
(Zahl) dem Ort im Herzen (Buchstabe) zu.

1. 120 mmHg	a. Systole Pulmonalarterie
2. 120 mmHg	b. Systole linke Kammer
3. 25 mmHg	c. Systole rechte Kammer
4. 25 mmHg	d. Systole Aorta
5. 2–8 mmHg	e. Diastole Aorta
6. 0–4 mmHg	f. Diastole linke Kammer
7. 80 mmHg	g. Diastole rechte Kammer
8. 15 mmHg	h. Diastole Pulmonalarterie

Punkte: _____ von 7

9. Quiz-Rätsel: Das Herz (▶ Kap. 7.1)

Welche Aussage ist jeweils *richtig*? Bitte kreuzen Sie die entsprechende Antwort an und finden Sie das Lösungswort.

1. Lage des Herzens

Das Herz liegt vollständig links der Mittellinie des Körpers.	Der rechte Herzrand ragt ca. daumenbreit über den rechten Rand des Brustbeins.	Das Herz liegt im hinteren Mittelfellraum.	Das innere Blatt des Herzbeutels (Epikard) ist mit dem Zwerchfell (Diaphragma) verwachsen.
☐ A	☐ H	☐ E	☐ F

2. Herzinnenräume

Das Blut in der linken Kammer ist sauerstoffarm.	Die Papillarmuskeln stehen mit den Taschenklappen in Verbindung.	In den rechten Vorhof münden zwei große Körpervenen und die Herzvene (Sinus coronarius) ein.	In den linken Vorhof mündet die Lungenarterie (Truncus pulmonalis).
☐ G	☐ B	☐ E	☐ F

3. Erregungsleitungssystem

Der Schrittmacher der Herzaktionen ist der AV-Knoten.	Die Überleitungszeit verhindert, dass Vorhof und Kammer gleichzeitig kontrahieren.	Die Purkinjefasern schließen direkt an den AV-Knoten an.	Das His-Bündel ist die Aufspaltung des Erregungsleitungssystems in der Herzspitze (Apex).
☐ W	☐ R	☐ O	☐ I

4. Herzmechanik

Die Herzkontraktion wird Diastole genannt.	30 % des Ventrikelinhalts werden durch die Vorhofsystole in die Kammern gepumpt.	Die Diastole hat 2 Phasen: Anspannungsphase und Austreibungsphase.	Noch bevor sich der Druck in der Kammer dem Druck in der Aorta angenähert hat, öffnet sich die Aortenklappe.
☐ N	☐ Z	☐ K	☐ E

5. Herztöne

Der erste Herzton ist der kürzere und höhere (50 Hz).	Der 2. Herzton wird durch die Schwingung der Segelklappen hervorgerufen.	Herzgeräusche sind physiologisch.	Ein 3. Herzton kommt durch den Bluteinstrom während der Diastole zustande.
☐ R	☐ O	☐ L	☐ M

6. Pumpleistung des Herzens

Das Schlagvolumen beträgt ca. 250 ml.	Das Herzminutenvolumen kann durch Sympathikuswirkung nicht beeinflusst werden.	Das enddiastolische Volumen hat einen Einfluss auf die Pumpleistung.	Am Ende einer Herzaktion ist die Herzkammer leer.
☐ B	☐ C	☐ U	☐ I

7. EKG

Die unipolaren Ableitungen werden z. B. zwischen rechtem Arm und linkem Arm gemessen.	Das EKG ist Ausdruck der Muskelkontraktion des Myokards.	Der QRS-Intervall kommt durch die Ventrikeldepolarisation zustande.	Die Überleitungszeit (PQ) beträgt ca. 1 Sekunde.
☐ E	☐ O	☐ S	☐ V

8. Herzrhythmus

Als Tachykardie wird ein Herzrhythmus von höher als 70 Schlägen/min. bezeichnet.	Bradykardie ist immer tödlich.	Sportler haben in der Regel einen höheren Ruhepuls.	Schmerz, Fieber, Alkohol führen zu einer Erhöhung der Herzfrequenz.
☐ T	☐ I	☐ X	☐ K

9. Pulswelle/Blutdruck

Die Pulswelle entsteht durch den Blutfluss.	In herzfernen Gefäßen nimmt die Pulswellengeschwindigkeit zu.	Die Strömungsgeschwindigkeit des Blutes ist unabhängig vom Gesamtquerschnitt der Gefäße.	Das Herzminutenvolumen hat keinen Einfluss auf den Blutdruck.
☐ O	☐ E	☐ F	☐ I

10. Blutdruck (BD)

Bei Hypotonie weist der BD systolische Werte unterhalb von 100 mmHg auf.	Hypertonie bezeichnet systolische BD-Werte oberhalb von 120 mmHg.	Der Blutdruck ist auch in den Kopfvenen niemals negativ (Unterdruck).	Bei einem Schock ist der Blutdruck meist sehr hoch.
☐ L	☐ R	☐ N	☐ S

Lösungswort

1	2	3	4	5	6	7	8	9	10

Punkte: _____ von 6

10. Herzklappen und Herzskelett (► Kap. 7.1.3)

Bitte beschriften Sie die unten stehende Abbildung mit den folgenden Begriffen.

a. Pulmonalklappe
b. Aortenklappe
c. Mitralklappe
d. Trikuspidalklappe
e. rechte Herzkranzarterie (A. coronaria dextra)
f. vordere Interventrikulararterie
g. Abgang der Lungenarterie (Truncus pulmonalis)

h. hintere Interventrikularvene
i. Erregungsleitungssystem
j. Herzskelett
k. linke Herzkranzarterie (A. coronaria sinistra)
l. hintere Interventrikular-arterie

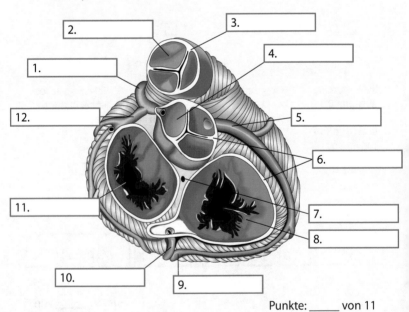

Punkte: _____ von 11

11. Herzinnenräume (▶ Kap. 7.1.2)

Bitte beschriften Sie die unten stehende Abbildung mit den
folgenden Begriffen.

a. Pulmonalklappe
b. Aortenklappe
c. Mitralklappe
d. Trikuspidalklappe
e. Papillarmuskeln
f. Sehnenfäden
   (Chordae tendinae)
g. Aortenbogen

h. Truncus pulmonalis
i. linke Pulmonalarterie
j. linke Pulmonalvenen
k. rechter Vorhof
l. Interventrikularseptum
   (Kammerwand)
m. obere Hohlvene
   (V. cava superior)

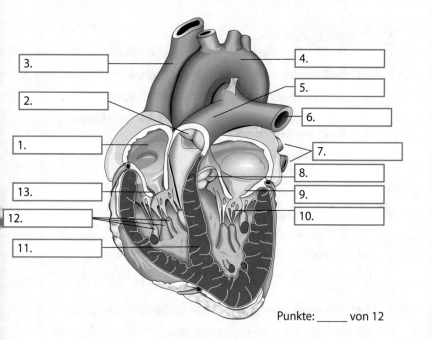

3.

4.

2.

5.

6.

1.

7.

8.

13.

9.

12.

10.

11.

Punkte: _____ von 12

12. Klappen- und Gefäßfunktion
(▶ Kap. 7.1.3 – 7.1.5)

67 12.1 Klappendefekte:
Welche der folgenden Aussagen ist *richtig*?

[a] Bei der Klappenstenose schließt die Klappe nicht richtig.

[b] Bei der Klappeninsuffizienz atrophiert der betroffene Herzabschnitt.

[c] Die Trikuspidalklappe ist am häufigsten von Defekten betroffen.

[d] Bei der Klappeninsuffizienz führt leichte körperliche Arbeit bereits zu Atemnot.

12.2 Venenpunktion:
Welche der folgenden Aussagen ist *falsch*?

[a] Bei Rollvenen ist eine Punktion nicht möglich.

[b] Die Vena mediana cubiti ist nicht immer vorhanden.

[c] Schlecht sichtbare Venen können durch warme Wickel deutlicher hervortreten.

[d] Venen-Verweilkanülen können auf dem Handrücken angebracht werden.

12.3 Lokale Regulation der Blutversorgung:
Welche der folgenden Aussagen ist *falsch*?

[a] Präkapilläre Sphinkter können die Blutversorgung drosseln.

[b] Sauerstoffmangel führt zu einer Dilatation (Erweiterung) der Gefäße.

[c] Endothelin führt zu einer starken Dilatation der Gefäße.

[d] Nitroglyzerin wirkt vasodilatatorisch.

12.4 Kreislaufkollaps:
Welche der folgenden Aussagen ist *falsch*?

a   Um einen Kreislaufkollaps zu verhindern, müssen die
     Patienten sofort nach einer Operation mobilisiert werden.

b   Durch Anregung des venösen Rückstromes kann ein
     Kreislaufkollaps verhindert werden.

c   Blässe, Schwitzen, Zittern, Übelkeit können Zeichen eines
     drohenden Kreislaufkollapses sein.

d   Beim Kreislaufkollaps ist der Blutdruck stark erniedrigt.

Punkte: _____ von 8

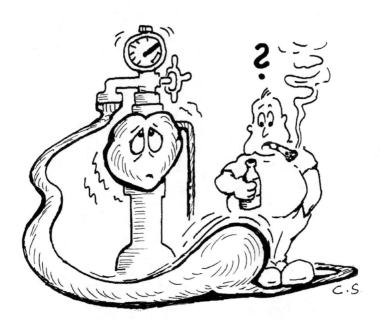

13. Armvenen (▶ Kap. 7.3.3)

Bitte beschriften Sie die unten stehende Abbildung mit den
folgenden Begriffen.

a. Unterschlüsselbeinvene
   (V. subclavia)
b. innere Drosselvene
   (V. jugularis interna)
c. Königsvene (V. basilica)
d. Speichenvene (V. radialis)
e. kopfwärtslaufende Vene
   (V. cephalica)

f. Oberarmvene (V. brachialis)
g. Vene der Ellenbeuge
   (V. mediana cubiti)
h. Achselvene (V. axillaris)
i. Ellenvene (V. ulnaris)

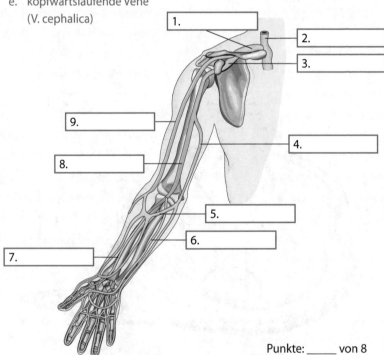

1.
2.
3.
9.
8.
4.
5.
6.
7.

Punkte: _____ von 8

14. Beinarterien (▶ Kap. 7.3.3)

Bitte beschriften Sie die unten stehende Abbildung mit den folgenden Begriffen.

a. Oberschenkelarterie (A. femoralis)
b. innere Beckenarterie (A. iliaca interna)
c. Bauchaorta (Aorta abdominalis)
d. äußere Beckenarterie (A. iliaca externa)
e. hintere Schienbeinarterie (A. tibialis posterior)
f. vordere Schienbeinarterie (A. tibialis anterior)
g. Kniekehlenarterie (A. poplitea)
h. tiefe Oberschenkelarterie (A. femoris profunda)
i. gemeinsame Beckenarterie (A. iliaca communis)

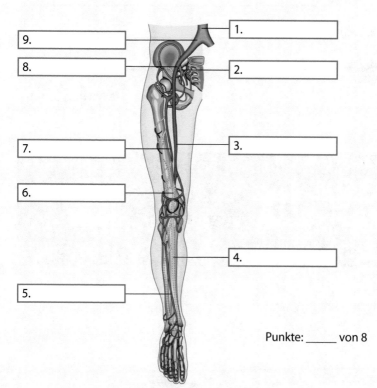

9.
8.
7.
6.
5.
1.
2.
3.
4.

Punkte: _____ von 8

15. Blutgefäßsystem und Blutfluss
(▶ Kap. 7.2.1)

Bitte markieren Sie die 3 Fehler im folgenden Text.

Die Bezeichnung Arterie und Vene bezieht sich auf den Sauerstoffgehalt des Blutes. Blut das vom Herzen wegtransportiert wird, hat einen tieferen hydrostatischen Druck, als Blut das zum Herzen zurücktransportiert wird. Arterien haben eine schwächere Muskelschicht in der Media als die Venen.

1. Fehler: _____

2. Fehler: _____

3. Fehler: _____

Punkte: _____ von 6

Auswertung

129

Zu erreichende Punkte

Erreichte Punkte

Immunologie

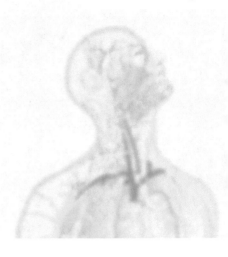

1. Interferon (▶ 8.2.1)

Bitte vervollständigen Sie den Text mit den unten aufgeführten Begriffen.

Interferon ist ein _____ , das von verschiedenen

Zellen als Folge einer Wechselwirkung mit _____

gebildet werden kann. Es kann die Vermehrung von

_____ verhindern. Diesen Effekt nennt man

_____ . Dies ist meist der erste in Gang gesetz-

te Wirkmechanismus bei einer _____ . Dane-

ben kann Interferon auch _____ aktivieren und

die Vermehrung von _____ hemmen.

Auswahl (manche der Begriffe können 2-mal verwendet werden):
Abtötung, antibakteriell, antiviral, B-Lymphozyten, Bakterieninfektion,
Glykogen, Glykoprotein, T-Lymphozyten, Tumorzellen, Vermehrung, Viren,
Virusinfektion

Punkte: _____ von 7

2. Plasmazellen (▶ 8.2.3)

Bitte vervollständigen Sie den Text mit den unten aufgeführten
Begriffen.

Plasmazellen sind die eigentlichen _____

der _____ , die jeweils gegen

ein _____ gebildet werden. Bei jedem

Kontakt mit einem neuen _____ werden

jeweils _____ Antikörper gebildet. Typisches

Merkmal der _____ ist ein stark aus-

gebildeter _____ in Form von Golgi-Apparat

und _____ .

Auswahl (manche der Begriffe können 2-mal verwendet werden): Antigen,
Antikörper, Gedächtniszellen, Mitochondrien, Plasmazellen, Produzenten,
rauem endoplasmatischem Retikulum (RER), spezifische, Syntheseapparat,
unspezifische, Zielorgane

Punkte: _____ von 8

3. Abwehrmechanismen (▶ Kap. 8)

Bitte nennen Sie die Ihnen bekannten Arten der Abwehrmechanismen.

1. _____

2. _____

3. _____

4. _____

Punkte: _____ von 12

4. Immunglobuline (▶ 8.2.3)

Bitte nennen Sie mindestens 3 Immunglobuline und ihre Funktion bzw. ihr Vorkommen

1. _____   _____

2. _____   _____

3. _____   _____

4. _____   _____

5. _____   _____

Punkte: _____ von 15

5. Antikörper (▶ 8.2.3)

Bitte beschriften Sie die unten stehende Abbildung mit den
folgenden Begriffen.

a. leichte Kette
b. Bindungsort für Komplement
c. schwere Ketten
d. Fab-Teil

e. Fc-Teil
f. variable Region
g. Rezeptor an der Zellmembran
h. Zellmembran

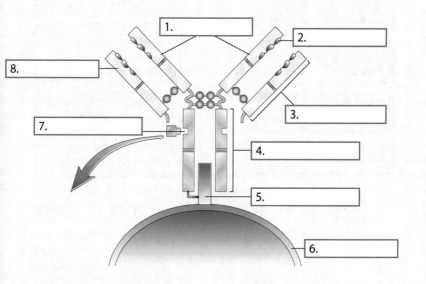

Punkte: _____ von 7

6. Überempfindlichkeit, Immunität und Immuntoleranz (▶ 8.3 – 8.5)

Bitte ordnen Sie folgende Begriffe (1–6) ihrer Bedeutung (a–f) zu.

1. Immuntoleranz

2. Immunsuppression

3. Autoimmunerkrankung

4. anaphylaktische Reaktion

5. Reaktion vom verzögerten Typ

6. Milchallergie

a. Verlust der Toleranz gegenüber eigenem Gewebe

b. Überempfindlichkeitsreaktion vom Soforttyp

c. Transplantatabstoßung

d. Fehlen der Laktase

e. fehlende Reaktion auf Antigenkontakt

f. unterdrückte Reaktion auf Antigenkontakt

Punkte: _____ von 5

7. Fragen zur Abwehr

7.1 Lymphozyten (▶ 8.1.6):
Welche der folgenden Aussagen ist *richtig*?

[a] B-Lymphozyten bilden Helfer- und Suppressorzellen.

[b] T-Lymphozyten werden im Knochenmark geprägt.

[c] Zytotoxische T-Zellen bilden u. a. das Perforin.

[d] B-Zellen bilden keine Gedächtniszellen.

7.2 Unspezifisch humorale Abwehr (▶ 8.2.1):
Welche der folgenden Aussagen ist *falsch*?

[a] Lysozym wirkt antiviral.

[b] Das CRP (Kalzium-reaktives Protein) gehört zur Gruppe der „Akute-Phase-Proteine".

[c] Die klassische Kaskade des Komplement-Systems kann durch das CRP in Gang gesetzt werden.

[d] Lysozym kommt auch in der Tränenflüssigkeit vor.

7.3 Unspezifisch zelluläre Abwehr (▶ 8.2.2):
Welche der folgenden Aussagen ist *richtig*?

[a] Die eosinophilen Granulozyten gehören zu den Makrophagen.

[b] Eosinophile Granulozyten können Immunkomplexe phagozytieren.

[c] Phagozytoseaktive Zellen werden durch Chemotaxis abgewehrt.

[d] Mikrophagen können Viren und Bakterien phagozytieren.

Punkte: _____ von 6

8. Quiz-Rätsel: Immunologie (▶ Kap. 8)

Welche Aussage ist jeweils *richtig*? Bitte kreuzen Sie die
entsprechende Antwort an und finden Sie das Lösungswort.

1. Aktive Immunisierung ...

nützt bei viralen Infekten nicht.	findet bei Kinderkrankheiten statt.	kann bei kurzfristig geplanten Reisen in infektiöse Gebiete zur Immunisierung durchgeführt werden.	führt nicht zur Bildung von Antikörpern.
☐ H	☐ A	☐ E	☐ F

2. Bei einer Allergie ...

wird aus den Plasmazellen Histamin und Heparin freigesetzt.	kann die Reaktion von Mal zu Mal stärker ausfallen.	sind die Mikrophagen beteiligt.	führen Immunglobuline vom Typ A zur Degranulation.
☐ G	☐ N	☐ Ä	☐ O

3. Lymphatische Organe

Im Thymus sind keine Lymphfollikel vorhanden.	Das Gewebe der Rachenmandeln wird in rote und weiße Pulpa unterteilt.	Die Milz hat einen »offenen« Blutkreislauf.	Im Thymus werden überalterte Erythrozyten abgebaut.
☐ T	☐ O	☐ M	☐ I

4. Lymphgefäße ...

weisen keine Klappen auf.	münden in das venöse Gefäßsystem.	bilden einen geschlossenen Kreislauf.	sind im Bereich der Abflussseite der Lymphknoten besonders zahlreich.
☐ N	☐ I	☐ O	☐ S

5. Der Brustmilchgang (Ductus thoracicus) ...

enthält nach Nahrungsaufnahme Fett.	mündet in die Cysterna chyli die durch verschiedene Lymphgefäße der unteren Körperhälfte gespeist wird.	ist auf der linken und der rechten Körperseite vorhanden.	mündet in den rechten Venenwinkel.
☐ K	☐ O	☐ E	☐ S

6. Lymphknoten ...

haben nur einen Zufluss.	besitzen einen Kapselsinus.	ihre Lymphfollikel bestehen aus T-Lymphozyten.	dienen u. a. der Filtration der Lymphe.
☐ B	☐ C	☐ E	☐ Ö

7. Thymus ...

besteht im Alter nur noch aus dem retrosternalen Fettkörper.	besitzt keine Lymphfollikel.	ist im Kindesalter klein und im Erwachsenenalter groß.	dient der Prägung der B-Lymphozyten.
☐ B	☐ R	☐ H	☐ V

8. Die Milz (Lien, Splen) ...

liegt im großen Becken.	ihre rote Pulpa besteht aus Lymphozyten.	hat einen geschlossenen Blutkreislauf.	dient u. a. dem Abbau von überalterten Erythrozyten.
☐ T	☐ F	☐ X	☐ P

9. Das Komplementsystem ...

wird nur durch Bakterien in Gang gesetzt.	führt zur Bildung von Antigen-Antikörper Komplexen.	gehört zur unspezifisch humoralen Abwehr.	blockiert die Phagozytose der Makrophagen.
☐ U	☐ I	☐ F	☐ E

10. MHC Moleküle

... können in 4 Gruppen unterteilt werden.	MHC I Moleküle befinden sich auf der Oberfläche von kernhaltigen Zellen.	MHC II Moleküle befinden sich auf der Oberfläche von Erythrozyten.	CD4 ist ein Rezeptor an zytotoxischen T-Zellen.
☐ G	☐ R	☐ N	☐ S

Lösungswort

1	2	3	4	5	6	7	8	9	10

Punkte: _____ von 6

9. Lymphknoten (▶ 8.1.2)

Bitte beschriften Sie die unten stehende Abbildung mit den
folgenden Begriffen.

a. zuführendes (afferentes)
   Lymphgefäß
b. Randsinus
c. Kapsel
d. Lymphfollikel
   (Sekundärfollikel)

e. Bindegewebsbalken
   (Trabekel)
f. abführendes (efferentes)
   Lymphgefäß
g. Marksinus
h. Blutgefäß

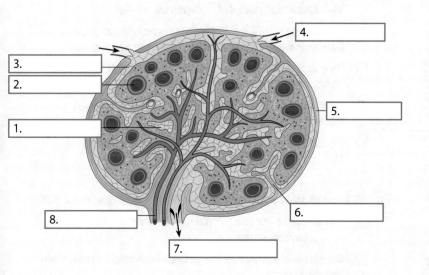

10. Fragen zur Immunologie (▶ 8.4 – 8.6)

🐌 10.1 HIV: Welche der folgenden Aussagen ist *falsch*?

[a] Das HIV bindet bevorzugt an CD4-Zellen.

[b] Das humane Immunodefizienz Virus (HIV) gehört zu den Retroviren.

[c] Das HIV wird auf ähnlichem Weg übertragen wie Hepatitis.

[d] Im Stadium C (Vollbild Aids) ist die Zahl der CD4-Zellen massiv erhöht.

✋ 10.2 Pflege von HIV-positiven Personen: Welche der folgenden Aussagen ist *richtig*?

[a] Bei Kontakt mit Körperflüssigkeiten von HIV-positiven Personen sollten Schutzhandschuhe getragen werden.

[b] Re-capping der Kanülen nach Benutzung bei HIV-positiven Personen ist ein MUSS.

[c] Bei Körperkontakt wie Händeschütteln, Umarmen etc. besteht Infektionsgefahr.

[d] Bei der Pflege von HIV-positiven Personen ist immer ein Mundschutz zu tragen.

🫀 10.3 Anaphylaktische Reaktionen: Welche Aussage ist *falsch*?

[a] Der allererste Kontakt mit allergieauslösenden Faktoren verläuft immer stumm.

[b] Bei einem anaphylaktischen Schock kommt es zu massivem Blutdruckabfall.

[c] Ödeme und Urtikaria sind durch eine Steigerung der Gefäßpermeabilität verursacht.

[d] Anaphylaktische Reaktionen laufen immer im ganzen Körper ab.

10.4 Lymphatische Organe:
Welche der folgenden Aussagen ist *richtig*?

[a]   Bei einer Mandeloperation (Tonsillektomie) werden die
       Tubenmandeln entfernt.

[b]   Zum lymphatischen Rachenring gehören drei Mandeln.

[c]   Die Milz ist der Ort an dem die T-Lymphozyten geprägt
       werden.

[d]   Im Thymus kommen Hassal-Körperchen vor.

Punkte: _____ von 8

11. Spezifische humorale Abwehr (▶ 8.2.3)

Bitte markieren Sie die 3 Fehler im folgenden Text.

T-Lymphozyten benötigen die Hilfe von anderen Zellen, um
fremde Strukturen und Keime zu erkennen, z. B. die Mikrophagen. Diese Zellen nehmen Antikörper auf und präsentieren sie
in unschädlicher Form, d. h. an Cholesterin in den Membranen
gebunden. Die T-Lymphozyten können daraufhin mit einer Immunantwort reagieren und wandeln sich in Plasmazellen um.

1. Fehler: _____

2. Fehler: _____

3. Fehler: _____

Punkte: _____ von 6

12. Milz (▶ 8.1.4)

Bitte beschriften Sie die unten stehende Abbildung mit den
folgenden Begriffen.

a. Kapsel
b. Hülsenkapillare
c. Milzsinus
d. rote Pulpa

e. Lymphfollikel
f. Bindegewebsbalken (Trabekel)
g. retikuläres Grundgewebe
h. lymphatische Gefäßscheide

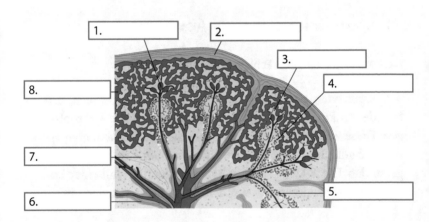

Auswertung

94		
Zu erreichende Punkte		Erreichte Punkte

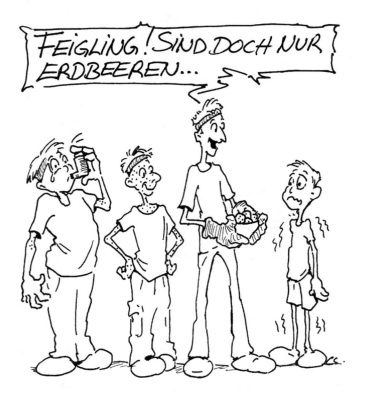

Atmungssystem

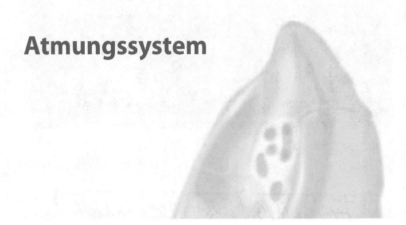

1. Energieaufbau (▶ 9)

Bitte vervollständigen Sie den Text mit den unten aufgeführten Begriffen.

Die Energie wird durch _____ (_____)

Abbau, d. h. durch _____ der Nahrung

gewonnen. Es ist auch möglich, Energie ohne die Anwesenheit

von _____ , durch den _____

Abbau, z. B. von Glukose zu produzieren. Anaerober

_____ ist allerdings nicht sehr ökonomisch, da

für den Gewinn der gleichen _____ die

15-fache Menge an Glukose _____ werden

muss.

Auswahl: Abbau, abgebaut, aeroben, anaeroben, Aufbau, aufgebaut, Auflösung, Energiemenge, Glukose, Kohlendioxid, Mannose, ökologisch, ökonomisch, oxidativen, Sauerstoff, Verbrennung

Punkte: _____ von 8

2. Stimmbildung (▶ 9.3.4)

Bitte vervollständigen Sie den Text mit den unten aufgeführten Begriffen.

Die _____ geschieht zu einem wesent-

lichen Teil an den Stimmbändern. Diese werden durch

die _____ Luft in _____ ver-

setzt. Wie bei einem _____ unterscheidet man

bei der Stimmbildung ein _____ von

einem _____ . Dabei bilden die _____

und die _____ das Anblasrohr, Pharynx, Mund-

höhle, _____ und die _____ das

Ansatzrohr.

Auswahl: Anblasrohr, Ansatzrohr, einströmende, Lunge, Mundhöhle, Musikinstrument, Nasenhöhle, Nasennebenhöhlen, Pharynx, Schwingungen, Stimmbänder, Stimmbildung, Stimmritze, Trachea, vorbeiströmende

Punkte: _____ von 10

3. Nasennebenhöhlen (▶ 9.3.2)

Bitte nennen Sie die verschiedenen Nasennebenhöhlen.

1. _____

2. _____

3. _____

4. _____

Punkte: _____ von 12

4. Respiratorischer Quotient (▶ 9.1)

Bitte ordnen Sie den respiratorischen Quotienten (1–3) dem Substrat (a–c) zu.

1. 1.0	a. Protein
2. 0.8	b. Fett
3. 0.7	c. Kohlenhydrat

Punkte: _____ von 2

5. Nasenhöhlen (▶ 9.3.1)

Bitte beschriften Sie die unten stehende Abbildung mit den folgenden Begriffen.

a. Riechnerven
b. Stirnhöhle
c. untere Nasenmuschel
d. Rachenmandel
e. Keilbeinhöhle

f. Riechkolben
g. harter Gaumen
h. Öffnung der Ohrtrompete
i. Zäpfchen (Uvula)
j. Nasenvorhof (Vestibulum)

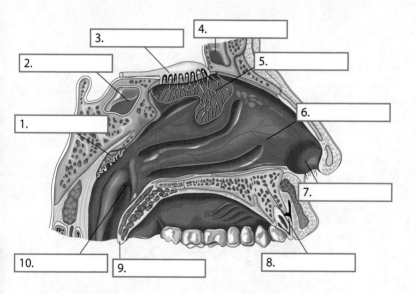

Punkte: _____ von 9

6. Nasenhöhle und Siebbeinzellen (▶ 9.3.1)

Bitte beschriften Sie die unten stehende Abbildung mit den folgenden Begriffen.

a. Siebbeinzellen
b. untere Nasenmuschel
c. Nasenseptum
d. mittlere Nasenmuschel
e. unterer Nasengang

f. obere Nasenmuschel
g. Kieferhöhle
h. Siebbeinlamelle
i. Pflugscharbein

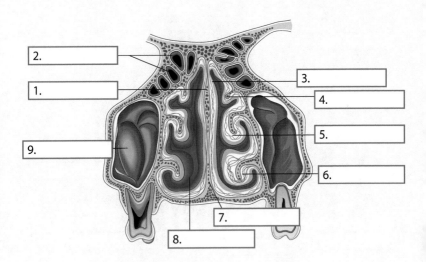

2.
1.
9.
3.
4.
5.
6.
7.
8.

Punkte: _____ von 8

7. Quiz-Rätsel: Sinnesorgane (▶ Kap. 9)

Welche Aussage ist jeweils *falsch*? Bitte kreuzen Sie die
entsprechende Antwort an und finden Sie das Lösungswort.

1. Oxidativer Nahrungsabbau/ATP

ATP wird in den Mitochondrien gebildet.	Beim anaeroben Abbau wird mehr ATP gebildet als beim aeroben Abbau.	Für die Verbrennung von Lipiden wird am meisten Sauerstoff benötigt.	Hirngewebe verbrennt fast ausschliesslich Glukose.
☐ B	☐ A	☐ E	☐ F

2. Nasenhöhle

Der Tränennasengang mündet unter der untersten Nasenmuschel.	Der größte Teil der Nasenhöhle ist von olfaktorischem Epithel ausgekleidet.	Unter der mittleren Nasenmuschel mündet die Kieferhöhle.	Ein Teil der Nasenhöhle ist von respiratorischem Epithel ausgekleidet.
☐ G	☐ T	☐ A	☐ F

3. Rachen

Die Ohrtrompete mündet in den Nasenteil des Rachens.	Im Kehlkopfteil des Rachens kreuzen der Luft- und der Nahrungsweg.	Polypen werden meist von der Rachenmandel gebildet.	Der Kehlkopfteil des Rachens ist der längste Teil.
☐ W	☐ E	☐ O	☐ I

4. Kehlkopf

Das Zungenbein ist Teil des Kehlkopfskeletts.	Der Adamsapfel (Prominentia laryngis) wird durch den Schildknorpel gebildet.	Zwischen Ring- und Schildknorpel verläuft eine Membran (Conus elasticus).	Der obere freie Rand des Conus elasticus bildet die Stimmbänder.
☐ M	☐ R	☐ O	☐ I

5. Kehlkopf

Der Postikus (M. cricoarytaenoideus posterior) ist der einzige Öffner der Stimmritze.	Der M. vocalis bestimmt durch seine Spannung die Tonhöhe bei der Stimmbildung.	Die Frequenz der Schwingungen bestimmt die Lautstärke bei der Stimmbildung.	Die Flüstersprache kommt ohne Beteiligung der Stimmbänder zustande.
☐ A	☐ H	☐ G	☐ F

6. Die Luftröhre ...

liegt im Mediastinum vor der Speiseröhre.	besteht aus 15–20 kreisrunden Knorpelstücken.	ist von respiratorischem Epithel ausgekleidet.	besitzt einen glatten Muskel, den M. trachealis.
☐ G	☐ E	☐ M	☐ F

7. Lunge

Beide Lungenflügel bestehen aus je 3 Lappen.	Die Lungenflügel sind vom Lungenfell (Pleura visceralis) überzogen.	Die Lunge ist nach medial und kaudal von Reserveräumen umgeben.	Der intrapleurale Druck beträgt ca. -3 bis -8 mmHg.
☐ R	☐ P	☐ O	☐ I

8. Die Alveolen ...

sind innen von Surfactant ausgekleidet.	werden von Pneumocyten Typ I + II gebildet.	enthalten Flimmerhärchen.	bilden in der Lunge eine innere Oberfläche von insgesamt 80 bis 100 m².
☐ A	☐ H	☐ U	☐ F

9. Lungengefäße

Die Lungenarterie (A. pulmonalis) enthält sauerstoffarmes Blut.	Die Bronchialarterie (A. bronchialis) enthält sauerstoffreiches Blut.	Die Lungenvene (V. pulmonalis) bringt das Blut zurück zum Herzen.	Lungenvenen (V. pulmonalis) besitzen Venenklappen.
☐ G	☐ B	☐ E	☐ C

10. Atemmuskeln

Der wichtigste Atemmuskel ist das Zwerchfell (Diaphragma).	Die inneren Zwischenrippenmuskeln (Mm. intercostales interni) sind für die Inspiration zuständig.	Bei Ruheatmung müssen die Muskeln der Exspiration nicht betätigt werden.	Das Diaphragma wird durch den N. phrenicus versorgt.
☐ W	☐ H	☐ O	☐ I

Lösungswort

1	2	3	4	5	6	7	8	9	10

Punkte: _____ von 6

8. Fragen zur Atmung (▶ 9.4)

Welche der folgenden Aussagen ist *falsch*?

✋ 8.1 Pneumonie-Prophylaxe

[a] Eine schlechte Durchlüftung der tiefen Lungenteile begünstigt das Entstehen einer Lungenentzündung.

[b] Bettlägerigkeit fördert das Entstehen von Pneumonien.

[c] Atemgymnastik (z. B. mit Atemtrainern) hilft bei der Pneumonie-Prophylaxe.

[d] Abklopfen des gebildeten Schleims sollte vor allem während der Einatmungsphase durchgeführt werden.

8.2 Surfactant

[a] Surfactant dient der Infektabwehr.

[b] Das Atemnot-Syndrom der Frühgeburten ist durch einen Surfactantmangel bedingt.

[c] Surfactant ist vor der 32. Schwangerschaftswoche unvollständig ausgebildet.

[d] Fehlen des Surfactants kann zum Kollabieren der Alveolen führen.

8.3 Alveoläre Ventilation

[a] Für die alveoläre Ventilation ist vor allem das Atemzeitvolumen maßgebend.

[b] Eine tiefe langsame Atmung führt zu einer guten alveolären Ventilation.

[c] Schnorchel können eine Maximallänge von 1,50 m aufweisen.

[d] Bei der Ruheatmung beträgt das Atemzeitvolumen ca. 7.000 ml (7 l)/min.

8.4 Ventilationsstörungen

[a] Obstruktive und restriktive Ventilationsstörungen führen zu einer reduzierten Lungenbelüftung.

[b] Die Lungenfibrose führt zu einer Erhöhung der Vitalkapazität.

[c] Bei einer obstruktiven Ventilationsstörung kommt es zu einer Vergrößerung der funktionellen Residualkapazität.

[d] Die obstruktive Ventilationsstörung verursacht einen erhöhten Widerstand beim Ausatmen.

8.5 Lungenfunktionsprüfung

[a] Der Atemgrenzwert sollte das 18- bis 20-fache der Vitalkapazität betragen.

[b] Beim Atemstoßtest (Sekundenvolumen nach Tiffeneau) erreichen jüngere Menschen 120 % der Vitalkapazität.

[c] Die Perkussionsuntersuchung dient der Feststellung von eventuell unbelüfteten Lungenarealen.

[d] Der Atemgrenzwert ist sowohl bei restriktiven als auch bei obstruktiven Ventilationsstörungen reduziert.

Punkte: _____ von 10

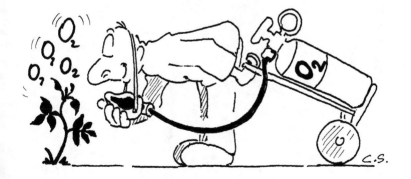

9. Kehlkopf (▶ 9.3.4)

Bitte beschriften Sie die unten stehende Abbildung mit den folgenden Begriffen.

a. Membran zwischen Zungenbein und Schildknorpel (Membrana thyrohyoidea)
b. Zungenbein (Os hyoideum)
c. Kehldeckel (Epiglottis)
d. Stimmband (Ligamentum vocale)
e. Durchtrittsöffnung für den N. laryngealis superior
f. Stellknorpel (Cartilago arytaenoidea)
g. Ringknorpel (Cartilago cricoidea)
h. Membran zwischen Stimmritze und Ringknorpel (Conus elasticus)
i. Schildknorpel (Cartilago thyroidea)
j. Knorpelspange der Luftröhre (Cartilago trachealis)

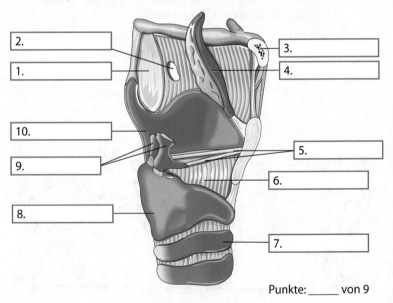

2.

1.

3.

4.

10.

9.

5.

6.

8.

7.

Punkte: _____ von 9

10. Alveolen (▶ 9.3.7)

Bitte beschriften Sie die unten stehende Abbildung mit den folgenden Begriffen.

a. Erythrozyt
b. Alveolarepithel
c. Pneumozyt Typ II
d. Alveolarmakrophage
e. Alveole
f. Alveolarwand

g. Surfactant
h. Basallamina
i. Blutplasma
j. Endothel
k. Interstitium (Bindegewebe)

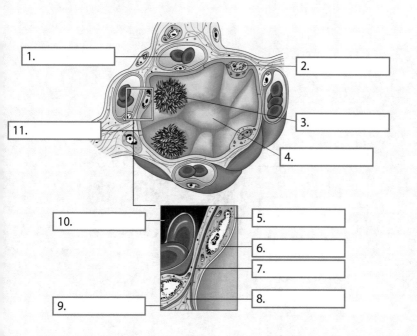

Punkte: _____ von 10

11. Lungenvolumina (▶ 9.4.1)

Bitte beschriften Sie die unten stehende Abbildung mit den folgenden Begriffen.

a. Atemzugvolumen (AV)
b. Residualvolumen (RV)
c. Totraum

d. exspiratorisches Reservevolumen (ERV)
e. inspiratorisches Reservevolumen (IRV)

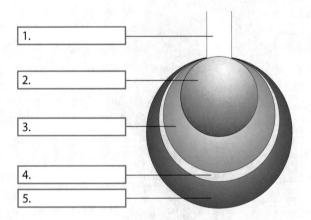

1.
2.
3.
4.
5.

Punkte: _____ von 4

12. Lungenkapazität (▶ 9.4.1)

Bitte ordnen Sie die Lungenkapazität (1–6) der entsprechenden Größe zu (a–f) zu.

1. Totraum	a. 150 ml
2. Atemzugvolumen	b. 3.600 ml (Frau) 4.500 ml (Mann)
3. Residualvolumen	c. 350–500 ml
4. exspiratorisches Reservevolumen	d. 3.000 ml
5. inspiratorisches Reservevolumen	e. 1.100 ml
6. Vitalkapazität	f. 1.200 ml

Punkte: _____ von 5

13. Fragen zur Atmungsregulation (▶ 9.6)

Welche der folgenden Aussagen ist *falsch*?

13.1 Atmungsregulation

[a] Die führende Regelgrösse für die Atmungsregulation ist der Partialdruck des CO_2.

[b] Über den Hering-Breuer-Reflex wird das Atemzugvolumen reguliert.

[c] Die Atmung kann auch über das limbische System beeinflusst werden.

[d] Das Atemzentrum liegt im Zwischenhirn.

67 **13.2 Larynxödem und Pseudo-Krupp**

|a| Allergische Reaktionen können ein Larynxödem hervorrufen.

|b| Ein Larynxödem ist eine harmlose Reaktion.

|c| Pseudo-Krupp ist häufig die Folge einer Virusinfektion.

|d| Beim Pseudo-Krupp ist häufig die Gabe von abschwellenden Mitteln notwendig.

Punkte: _____ von 4

14. Atmungsregulation (▶ 9.6)

Bitte nennen Sie mindestens 5 Faktoren, die einen Einfluss auf die Atmung haben:

1. _____

2. _____

3. _____

4. _____

5. _____

Punkte: _____ von 15

15. Ventilationsstörung (▶ 9.4.2)

Bitte markieren Sie die 3 Fehler im folgenden Text.

Bei Asthma bronchiale sind die Bronchien durch eine krampfartige Kontraktion der glatten Muskulatur erweitert. Hinzu kommt die Bildung eines besonders dünnflüssigen Schleims. Auslöser können allergische Reaktionen, z. B. auf Tierhaare oder Hausstaub (Milben), oder auch Stress sein. Es wird vor allem die Einatmung erschwert.

1. Fehler: _____

2. Fehler: _____

3. Fehler: _____

Punkte: _____ von 6

Auswertung

118	
Zu erreichende Punkte	Erreichte Punkte

Verdauungsorgane

1. Verdauung (▶ Kap. 10)

Bitte vervollständigen Sie den Text mit den unten aufgeführten Begriffen.

Kohlenhydrate, Proteine und Lipide kann der Körper so, wie sie natürlicherweise in der Nahrung vorkommen, nicht verwerten, da pflanzliche und tierische Proteine, Lipide und Kohlenhydrate z. T. eine völlig andere _____ haben als die menschlichen. Deshalb ist es notwendig, dass die _____ in ihre _____ zerlegt werden. Bei den Proteinen sind das die _____ , bei den Lipiden die _____ und bei den Kohlenhydraten die einzelnen _____ .

Auswahl: Aminosäuren, Cholesterin, Elektrolyte, Fettsäuren, Körper, Nahrung, Nahrungsbestandteile, Untereinheiten, Verteilung, Zuckermoleküle, Zusammensetzung

Punkte: _____ von 6

2. Magensaftsekretion (▶ 10.1.5)

Bitte vervollständigen Sie den Text mit den unten aufgeführten Begriffen.

Ein wesentlicher Bestandteil des Magensaftes ist

die _____ . Durch die Säure wird ein pH-Wert

des Magensaftes von ca. _____ erreicht. Die Säure wird

von den _____ der Korpus- und Fundusregion

produziert. Der Wasserstofftransport erfolgt nicht

in _____ Form, sondern gebunden. Erst

beim Transport über die Zellmembran hinweg geschieht die

Umwandlung in _____ .

Auswahl: 1, 2, 4.5, Belegzellen, gebunden, gebundener, Hauptzellen, ional, ionaler, Korpus- und Fundusregion, Nebenzellen, Pylorus- und Kardiaregion, Salzsäure, Schwefelsäure, Schwefelsäureionen, Wasserstoffionen

Punkte: _____ von 5

3. Speicheldrüsen (▶ 10.1.1)

Bitte nennen Sie die 3 großen Speicheldrüsen, die in die
Mundhöhle münden.

1. _____

2. _____

3. _____

Punkte: _____ von 9

4. Zunge (▶ 10.1.1)

Bitte ordnen Sie den Begriffen (1–4) die entsprechenden
Eigenschaften (a–d) zu.

1. Fadenpapille	a. 8–12 Papillen
2. Pilzpapille	b. mechanische Funktion
3. Blattpapille	c. seitlicher Zungenrand
4. Wallpapille	d. (beim Kind) Geschmacksknospen

Punkte: _____ von 3

5. Quiz-Rätsel: Verdauungssystem (▶ Kap. 10)

Welche Aussage ist jeweils *falsch*? Bitte kreuzen Sie die entsprechende Antwort an und finden Sie das Lösungswort.

1. Zunge

Die Zungenmus-kulatur besteht aus Fremd- und Eigenmuskeln.	Das Zungen-bändchen liegt auf der Zungen-unterseite.	Links und rechts vom Zungen-bändchen mün-det die Ohrspei-cheldrüse.	Im Graben der Wallpapillen münden Spül-drüsen.
☐ E	☐ I	☐ B	☐ V

2. Zähne

Die Zahnkrone ist von Schmelz bedeckt.	Die Wurzel ist von der Wurzel-haut bedeckt.	Sharpey-Fasern können Druck in Zug umwandeln.	Das Zahnfleisch enthält Muskel-fasern.
☐ G	☐ R	☐ E	☐ I

3. Speichel

Speichel enthält ein lipidspalten-des Enzym.	Speichel ist durch Bikarbonat gepuffert.	Bei zu hohem pH-Wert des Speichels wird Zahnstein gebil-det.	Speichel enthält Antikörper.
☐ L	☐ G	☐ O	☐ D

4. Gaumen

Der harte Gaumen wird ausschließlich vom Gaumenbein (Os palatinum) gebildet.	Die Gaumendrüsen produzieren ein muköses Sekret.	Das Gaumensegel mündet in die Gaumenbögen.	Zwischen den Gaumenbögen liegt die Gaumenmandel.
☐ I	☐ S	☐ K	☐ A

5. Aufbau des Magen-Darm-Traktes

Die Mukosa besitzt einen eigenen Schleimhautmuskel.	In der Submukosa liegt ein Nervenplexus.	In der Submukosa des Duodenums liegen die Brunner-Drüsen.	Die Längsmuskelschicht verläuft innen, die Ringmuskelschicht außen.
☐ T	☐ O	☐ L	☐ V

6. Speiseröhre (Ösophagus)

Die engste Stelle des Ösophagus ist die Aortenenge.	Gegen den Magen ist der Ösophagus durch einen Sphinkter verschlossen.	Der N. vagus steuert die Peristaltik des Ösophagus.	Der Ösophagus ist mit einem mehrschichtigen verhornten Epithel ausgekleidet.
☐ P	☐ A	☐ U	☐ E

7. Magen

Die Magendrüsen im Fundus und Korpus sind heterokrin.	Die Schleimhaut wird durch Schleim vor Säure geschützt.	Vitamin B_{12} wird auch als «intrinsic factor» bezeichnet.	Pepsinogen ist die Vorstufe des Pepsins.
☐ E	☐ U	☐ R	☐ D

8. Gastrointestinale Hormone (GIH)

GIH werden nur im Magen produziert.	Motilin stimuliert die Darmmotilität.	Cholezystokinin-Pankreozymin (CCK-PZ) stimuliert die Ausschüttung von Gallenflüssigkeit.	Gastrin und Sekretin gehören zu den GIH.
☐ D	☐ I	☐ M	☐ K

9. Dünndarm

An den Magen schließt das Jejunum an.	Das Jejunum macht ca. 2/5 der Gesamtlänge des Dünndarms aus.	Im Ileum befinden sich die Peyer- Plaques.	In den Dünndarmzotten befinden sich Chylusgefäße.
☐ I	☐ S	☐ P	☐ E

10. Dickdarm

Der Wurmfortsatz ist Teil des Dickdarms.	Fettanhängsel sind typisch für den Dickdarm.	Hauptaufgabe des Dickdarms ist die Fettresorption.	Der Dünndarm mündet in den aufsteigenden Teil des Kolons.
☐ L	☐ R	☐ N	☐ E

Lösungswort

1	2	3	4	5	6	7	8	9	10

Punkte: _____ von 6

6. Leber und Galle (▶ 10.1.8)

Bitte markieren Sie 3 Fehler im folgenden Text.

Die wichtigste Funktion der Galle ist die enzymatische Auflösung der Lipide. Gallensäuren sind außerdem an der Aktivierung von Elastase beteiligt. Die von der Leber mit der Galle ausgeschiedenen Gallensäuren werden zu ca. 5 % im unteren Teil des Ileums wieder rückresorbiert.

1. Fehler: _____

2. Fehler: _____

3. Fehler: _____

Punkte: _____ von 6

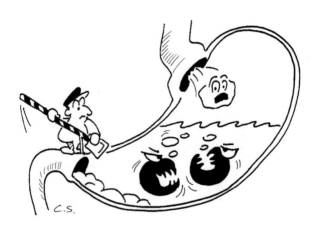

7. Histologie der Leber (▶ 10.1.8)

Bitte markieren Sie 3 Fehler im folgenden Text.

Die Hepatozyten (Leberzellen) tragen an ihrer Oberfläche Zilien, die in den Disse-Raum hineinragen und somit direkt mit den Stoffen Kontakt haben, die über die Lücken der Kapillarwand in den Disse-Raum gelangt sind. Durch die Ausbuchtungen der Sinusoide und durch die Öffnungen des Epithels zum Disse-Raum wird die Strömungsgeschwindigkeit des Blutes heraufgesetzt. Zwischen den Epithelzellen befinden sich die Gallenkapillaren.

1. Fehler: _____

2. Fehler: _____

3. Fehler: _____

Punkte: _____ von 6

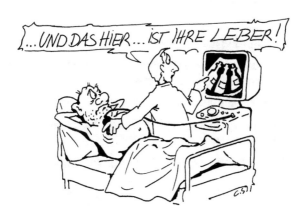

8. Fragen zum Darm (▶ 10.1.6 und 10.1.7)

Welche der folgenden Aussagen ist *falsch*?

⑤⑦ 8.1 Ileus

[a] Ein Ileus ist ein Darmverschluss.

[b] Elektrolyt- und Flüssigkeitsverlust können beim Ileus zu einer Schocksymptomatik führen.

[c] Zu den Symptomen eines Ileus gehören Schmerzen, Erbrechen und Verstopfung.

[d] Typisch für einen Ileus ist die große Gasbildung, die über den Anus abgeführt wird.

8.2 Rektum

[a] Im Rektum fehlen Tänien und Haustren.

[b] In der Zona haemorrhoidalis befindet sich ein venöser Plexus.

[c] Das Rektum ist der letzte Teil des Dickdarms.

[d] Der M. sphincter ani externus (äußerer Schließmuskel) ist unwillkürlich innerviert.

8.3 Verstopfung (Obstipation)

[a] Als Obstipation bezeichnet man weniger als drei Darmentleerungen pro Woche.

[b] Das beste Mittel gegen Verstopfung sind Abführmittel.

[c] Regelmäßige Bewegung kann bei der Verhinderung von Verstopfung helfen.

[d] Ein Kolonkarzinom kann zur Verstopfung führen.

8.4 Medikamenteneinnahme

[a] Oral verabreichte Medikamente werden sowohl im Magen als auch im Dünndarm resorbiert.

[b] Nahrungsmittel können die Wirkung von Medikamenten aufheben oder verstärken.

[c] Um die Zerstörung durch Magensaft zu verhindern, sollten Kapseln nicht geöffnet werden.

[d] Medikamente sollten prinzipiell vor der Nahrungsaufnahme eingenommen werden.

8.5 Dünndarm

[a] Die innere Oberfläche des Dünndarms beträgt ohne Oberflächenvergrößerung ca. 0,33 m².

[b] In den Lieberkühn-Drüsen befinden sich lysozymbildende Zellen.

[c] Der Dünndarm enthält keine Becherzellen.

[d] Enterozyten sind die resorbierenden Zellen des Dünndarmepithels.

Punkte: _____ von 10

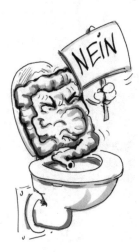

9. Zähne (▶ 10.1.1)

Bitte beschriften Sie die unten stehende Abbildung mit den folgenden Begriffen.

a. Zahnfleisch (Gingiva)
b. Zement
c. Wurzelhaut (Desmodontium)
d. Wurzelkanal
e. Saumepithel

f. Schmelz (Enamelum)
g. Pulpa
h. Zahnhals
i. Zahnbein (Dentin)
j. Zahnkrone

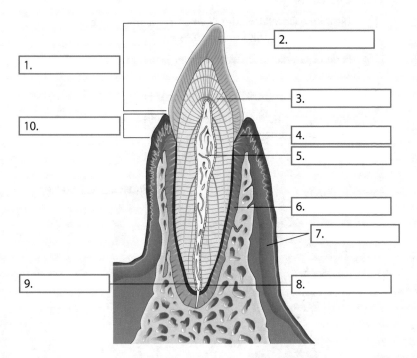

Punkte: _____ von 9

10. Magen-Darm-Trakt (▶ 10.1.3)

Bitte beschriften Sie die unten stehende Abbildung mit den folgenden Begriffen.

a. Bauchfell (Peritoneum)   f. Gekröse (Mesenterium)
b. Auerbach-Nervenplexus   g. Meissner-Nervenplexus
c. Lymphfollikel   h. Unterschleimhaut (Submukosa)
d. Ringmuskel   i. Drüse in der Submukosa
e. Längsmuskel   j. Epithel

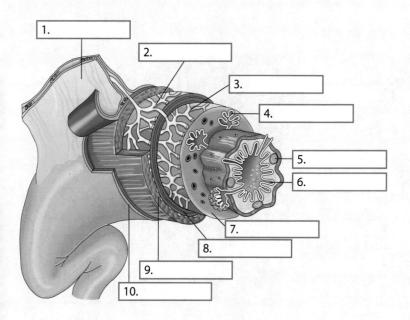

1.
2.
3.
4.
5.
6.
7.
8.
9.
10.

Punkte: _____ von 9

11. Bauchraum (▶ 10.1.6)

Bitte beschriften Sie die unten stehende Abbildung mit den folgenden Begriffen.

a. Bauchspeicheldrüse (Pankreas)
b. Magen (Ventriculus, Gaster)
c. Leber (Hepar)
d. Wurzel des Gekröses (Mesenterium)
e. großes Netz (Omentum majus)

f. Zwölffingerdarm (Duodenum)
g. Speiseröhre (Ösophagus)
h. Mastdarm (Rektum)
i. Querkolon (Colum transversum)
j. Harnblase (Vesica urinaria)
k. Dünndarm (Intestinum tenue)

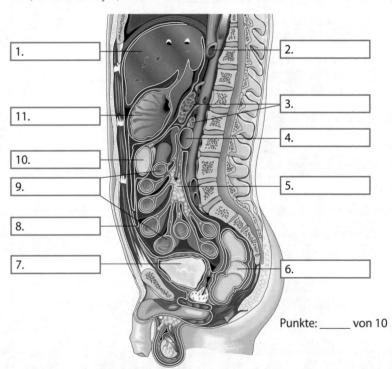

1.
2.
3.
4.
5.
6.
7.
8.
9.
10.
11.

Punkte: _____ von 10

12. Dickdarm (▶ 10.1.7)

Bitte beschriften Sie die unten stehende Abbildung mit den folgenden Begriffen.

a. Haustren
b. Tänien
c. Schleimhautfalten (Plicae semilunares)
d. Krummdarmklappe (Valva ilealis)
e. Krummdarm (Ileum)
f. Wurmfortsatz (Appendix vermiformis)
g. Blinddarm (Zaekum)
h. Öffnung des Wurmfortsatzes

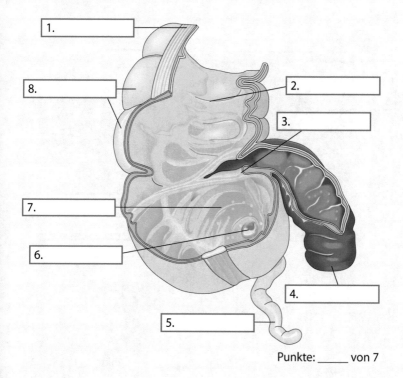

1.

8.

2.

3.

7.

6.

4.

5.

Punkte: _____ von 7

13. Leber (▶ 10.1.8)

Bitte beschriften Sie die unten stehende Abbildung mit den folgenden Begriffen.

a. Leberzellbalken
b. Leberläppchen
c. Zentralvene
d. Gallengang

e. Ast der Portalvene
f. Ast der Leberarterie
g. Glisson-Trias

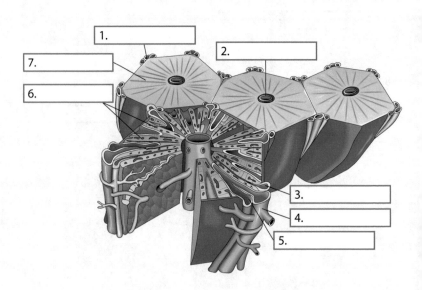

14. Bauchspeicheldrüse (Pankreas) (▶ 10.1.10)

Bitte beschriften Sie die unten stehende Abbildung mit den folgenden Begriffen.

a. Leerdarm (Jejunum)
b. Zwölffingerdarm (Duodenum)
c. Zwölffingerdarmwarze
   (Papilla duodeni major)
d. Hauptgallengang
   (Ductus choledochus)

e. Schwanz des Pankreas
f. Kopf des Pankreas
g. Körper des Pankreas
h. Pankreasgang

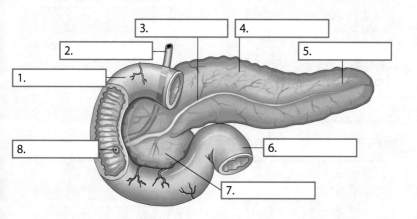

3. ⬚ 4. ⬚
2. ⬚ 5. ⬚
1. ⬚
8. ⬚ 6. ⬚
7. ⬚

Punkte: _____ von 7

15. Spurenelemente (▶ 10.2.5)

Bitte ordnen Sie die Spurenelemente (1–5) den entsprechenden
Mangelerscheinungen bei Fehlen (a–e) zu.

1. Jod	a. Störung des Abwehrsystems
2. Eisen	b. Kropf
3. Selen	c. Knochenmissbildung, Unfruchtbarkeit
4. Fluor	d. Blutarmut (Hämoglobinmangel)
5. Mangan	e. Karies

Punkte: _____ von 4

16. Vitamine (▶ 10.2.4)

Bitte ordnen Sie die Vitamine (1–5) den entsprechenden
Mangelerscheinungen bei Fehlen (a–e) zu.

1. Vitamin K	a. Störung der Blutgerinnung
2. Vitamin C	b. Rachitis
3. Vitamin B_{12}	c. Nachtblindheit
4. Vitamin A	d. perniziöse Anämie
5. Vitamin D	e. Skorbut

Punkte: _____ von 4

17. Fragen zur Verdauung (▶ Kap. 10)

Welche der folgenden Aussagen ist *falsch*?

✋ 17.1 Mundpflege/Zahnpflege

[a]   Patienten mit reduziertem Allgemeinzustand benötigen besondere Mundpflege.

[b]   Alkoholhaltige Lösungen sind besonders geeignet, um ein Austrocknen der Schleimhäute zu verhindern.

[c]   Mangelnde Zahnhygiene fördert Entzündungen des Zahnfleisches (Gingivitis).

[d]   Gabe von zuckerhaltigen Getränken fördert die Bildung von Karies.

✋ 17.2 Ösophagusvarizen/Refluxösophagitis

[a]   Patienten mit Refluxösophagitis sollten im Liegen essen.

[b]   Flaches Liegen über mehrere Tage kann bei Patienten mit Magensonde zu einer Refluxösophagitis führen.

[c]   Bei einer Leberzirrhose fließt das Blut der Magen-Darm-Region über portokavale Anastomosen ab.

[d]   Chronische Alkoholiker sind durch Ösophagusvarizen gefährdet.

🌀 17.3 Magenulkus

[a]   Helicobacter-pylori-Bakterien sind die häufigste Ursache für einen Magenulkus.

[b]   Alkohol lindert den Ulkusschmerz.

[c]   Bei einem Magenulkus ist die Balance zwischen Säure- und Schleimbildung gestört.

[d]   Auch im Zwölffingerdarm (Duodenum) kann es zur Ulkusbildung kommen.

17.4 Magensaftsekretion

a   Die Magensaftsekretion wird in 3 Phasen reguliert.

b   Gastrin fördert die Bildung von säurehaltigem Magensaft.

c   Sekretin hemmt die Säurebildung.

d   Alkohol verhindert die Sekretion von Gastrin.

17.5 Leber/Galle

a   Die Leber wird zum größten Teil durch venöses Blut versorgt.

b   Die Leber ist zum größten Teil durch das Bauchfell (Peritoneum) bedeckt.

c   Die Gallenkapillaren werden durch ein einschichtiges Plattenepithel gebildet.

d   In den Leberzellen (Hepatozyten) wird Glykogen gespeichert.

17.6 Gallenfarbstoffe

a   Die Gallenfarbstoffe stammen aus dem Hämoglobinabbau.

b   Biliverdin entsteht zuerst.

c   Sterkobilin wird im Blut gebildet.

d   Urobilin ist ein Bilirubinabbauprodukt.

17.7 Proteine

a   Proteine sind aus Aminosäuren aufgebaut.

b   Alle essenziellen Aminosäuren können in Glukose umgewandelt werden.

c   Insgesamt existieren 20 verschiedene Aminosäuren.

d   Eine Reihe von Aminosäuren können im menschlichen Körper selbst hergestellt werden.

17.8 Kohlenhydrate

[a]   Für die Energieproduktion ist Glukose das wichtigste Kohlenhydrat.

[b]   Fettsäuren können in Glukose umgewandelt werden.

[c]   Proteine können in Glukose umgewandelt werden.

[d]   Glykogen besteht aus Glukose.

17.9 Lipide

[a]   Nahrungslipide bestehen zum größten Teil aus Triglyzeriden.

[b]   Gesättigte Fettsäuren sind gesünder als ungesättigte.

[c]   Trans-Fette führen zu einer Erhöhung des LDL («schlechtes» Fett).

[d]   Cholesterin kommt ausschließlich in tierischen Fetten vor.

17.10 Bauchspeicheldrüse (Pankreas)

[a]   Das Pankreassekret ist alkalisch.

[b]   Die Sekretion von Pankreassekret wird durch die Wirkung des N. vagus verstärkt.

[c]   Sekretin bewirkt die Ausscheidung eines enzymreichen Pankreassekrets.

[d]   Trypsin ist ein eiweißspaltendes Enzym.

Punkte: _____ von 20

Auswertung

127

Zu erreichende Punkte   Erreichte Punkte

Nieren und ableitende Harnwege

1. Nephron (▶ 11.1.5)

Bitte vervollständigen Sie den Text mit den unten aufgeführten Begriffen.

Das Nephron besteht aus einem _____ und

einem _____ (_____). Am

Tubulus unterscheidet man 3 Abschnitte:

den _____ , den _____ und

den _____ . Das Nierenkörperchen besteht aus

dem _____ und der _____ . Im

proximalen Tubulus befindet sich ein _____ , der

durch einen dichten Besatz von _____ gebildet

wird und der Oberflächenvergrößerung dient.

Auswahl: Bowman-Kapsel, Bürstensaum, distalen, Glomerulus, Intermediärtubulus, Mikrovilli, Nierenkanälchen, Nierenkörperchen, Podozyten, proximalen, Sammelrohr, Tubulus, Zilien

Punkte: _____ von 10

2. Säure-Basen-Haushalt (▶ 11.3.4)

Bitte vervollständigen Sie den Text mit den unten aufgeführten Begriffen.

Bei einer _____ wird das gesamte

_____ Bikarbonat wieder _____

und die entstandene _____ in Form von

_____ (Wasserstoffionen) oder NH_4^+ (_____)

ausgeschieden.

Auswahl: Alkalose, Ammoniumionen, Azidose, Base, filtrierte, filtriert, H^+, OH^-, rückresorbiert, Säure, sezerniert

Punkte: _____ von 6

3. Clearance und Transportmechanismen der Niere (▶ 11.3.3)

Bitte nennen Sie die 3 verschiedenen Vorgänge, durch die
Substanzen in der Niere behandelt werden.

Eine Substanz kann

1. _____

2. _____

3. _____

werden.

Punkte: _____ von 9

4. Juxtaglomerulärer Apparat (▶ 11.3.7)

Bitte nennen Sie die 3 verschiedenen Anteile, aus denen sich der
juxtaglomeruläre Apparat zusammensetzt.

1. _____

2. _____

3. _____

Punkte: _____ von 9

5. Harnleiter (▶ 11.2.2)

Bitte beschriften Sie die unten stehende Abbildung mit den folgenden Begriffen.

a. Harnleiter (Ureter)
b. mittlerer Engpass
c. oberer Engpass
d. unterer Engpass

e. große Beckengefäße (A. und V. iliaca communis)
f. Harnblase (Vesica urinaria)
g. Nierenbecken

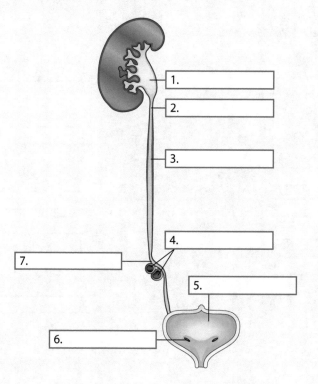

1.

2.

3.

4.

7.

5.

6.

Punkte: _____ von 6

6. Anteile der Niere (▶ 11.1.3)

Bitte beschriften Sie die unten stehende Abbildung mit den
folgenden Begriffen.

a. Nierenkapsel (Capsula renalis)
b. Nierenrinde (Cortex renalis)
c. Nierensäule (Columna renalis)
d. Markpyramide
e. Nierenkelch (Calix renalis)
f. Nierenbecken (Pelvis renalis)

g. Harnleiter (Ureter)
h. Markstrahlen
i. Nierenbucht (Sinus renalis)
j. Fett in der Nierenbucht
k. Glomeruli

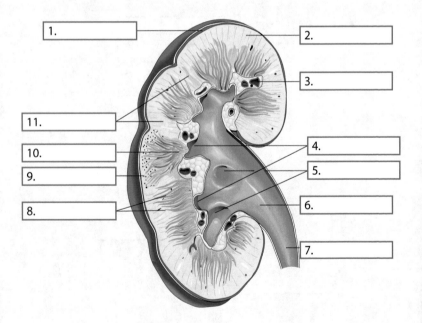

Punkte: _____ von 10

7. Nierenkörperchen (▶ 11.1.5)

Bitte beschriften Sie die unten stehende Abbildung mit den folgenden Begriffen.

a. dichter Fleck (Macula densa)
b. distaler Tubulus
c. Mesangiumzellen
d. Reningranula
e. Lacis-Zellen
   (extraglomuläres Mesangium)
f. Endothelzelle
g. abführendes Gefäß
   (Vas efferens)
h. Füßchenzelle (Podozyt)
i. Füßchenzellenausläufer
   (Podozytenausläufer)
j. glomeruläre Basalmembran
k. proximaler Tubus
l. Kapselraum
m. Bowman-Kapsel

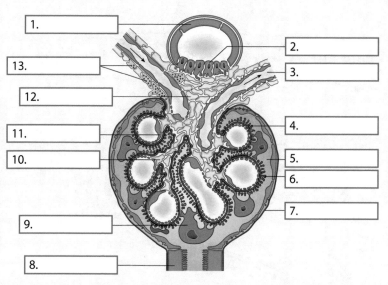

1.
13.
12.
11.
10.
9.
8.

2.
3.
4.
5.
6.
7.

Punkte: _____ von 12

8. Niere (▶ Kap. 11)

Bitte ordnen Sie die Strukturen (1–3) ihren Merkmalen (a–c) zu.

1. Juxtaglomerulärer Apparat	a. frei von Protein
2. Bowman-Kapsel	b. am Gefäßpol gelegen
3. Kapselraum	c. Begrenzung des Nierenkörperchen

Punkte: _____ von 2

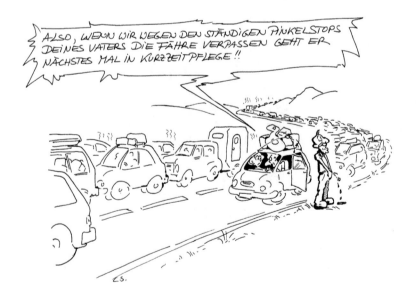

ALSO, WENN WIR WEGEN DEN STÄNDIGEN PINKELSTOPS DEINES VATERS DIE FÄHRE VERPASSEN GEHT ER NÄCHSTES MAL IN KURZZEITPFLEGE!!

9. Fragen zur Niere und den ableitenden Harnwegen (▶ Kap. 11)

9.1   Niere: Welche der folgenden Aussagen ist *richtig*?

[a]   Die Niere ist ein intraperitoneales Organ.

[b]   Die Niere ist mit Bändern in ihrer Position befestigt.

[c]   Die Niere ist von Fettgewebe umgeben.

[d]   Die Nierenkapsel ist fest mit der Oberfläche verwachsen.

9.2   Niere: Welche der folgenden Aussagen ist *falsch*?

[a]   Die Markstrahlen liegen in der Rinde.

[b]   Die Nierensäulen (Columnae renales) grenzen an das Nierenbecken.

[c]   Der proximale Tubulus ist gewunden, der distale Tubulus ist gestreckt.

[d]   Das Rindengewebe umgibt die Markpyramiden kappenartig.

**9.3   Wasser-/Elektrolythaushalt:
Welche der folgenden Aussagen ist *richtig*?**

[a]   Wasser wird aktiv über Membranen hinweg transportiert.

[b]   ADH hat keinen Einfluss auf den Wasserhaushalt.

[c]   Bei der osmotischen Diurese ist das Konzentrationsgefälle zwischen Sammelrohr und Markinterstitium reduziert oder aufgehoben.

[d]   Bei drohendem Natriumverlust schütten die Zellen des Polkissens Renin aus.

9.4 Transportmaximum und Nierenschwelle:
Welche der folgenden Aussagen ist *falsch*?

[a] Die Nierenschwelle für Glukose liegt bei 8,88 mmol/l (160 mg/100 ml).

[b] Das Transportmaximum für Glukose beträgt beim Mann ca. 375 mg/min.

[c] Beim renalen Diabetes liegt das Transportmaximum deutlich tiefer als beim Diabetes mellitus.

[d] Das Transportmaximum bezeichnet eine Menge pro Volumen.

9.5 Niereninsuffizienz:
Welche der folgenden Aussagen ist *falsch*?

[a] Das akute Nierenversagen ist häufiger als das chronische.

[b] Quecksilber und Kadmium können zu Nierenversagen führen.

[c] Häufig ist das Nierenversagen gekoppelt mit Proteinverlust.

[d] Eine Niereninsuffizienz kann zu einer Anämie führen.

9.6 Flüssigkeitsbilanz:
Welche der folgenden Aussagen ist *falsch*?

[a] Bei der Flüssigkeitsbilanz spielt das Schwitzen keine Rolle.

[b] Urin, Stuhl, Wundsekret und Erbrochenes werden in die Bilanz einbezogen.

[c] Bei inkontinenten Patienten ist eine genaue Bilanzierung oft nicht möglich.

[d] In schwierigen Fällen sollte immer eine Gewichtskontrolle durchgeführt werden.

9.7 Wasserhaushalt:
Welche der folgenden Aussagen ist *falsch*?

[a] Die Tubulusflüssigkeit ist bis zum Ende des proximalen Tubulus isoton.

[b] Die Wasserrückresorption geschieht zu 75 % im proximalen Tubulus.

[c] Die Wasserrückresorption erfolgt im Sammelrohr aktiv.

[d] Auch bei einer Wasserharnruhr (Diabetes insipidus) werden nur 12 % des Primärharns ausgeschieden.

9.8 Gegenstromprinzip:
Welche der folgenden Aussagen ist *falsch*?

[a] Die aus dem Mark aufsteigenden Teile der Henle-Schleife sind für Wasser undurchlässig.

[b] Na^+-Ionen werden aus dem aufsteigenden Schenkel der Henle-Schleife in den absteigenden Schenkel transportiert.

[c] Harn ist normalerweise hypoton.

[d] Zwischen dem Sammelrohr und dem Markinterstitium besteht ein hoher Konzentrationsgradient.

9.9 Autoregulation der Nierendurchblutung:
Welche der folgenden Aussagen ist *falsch*?

[a] Zwischen Blutdruckwerten von 80 mmHg und 220 mmHg bleibt die glomeruläre Filtrationsrate (GFR) konstant.

[b] Der renale Blutfluss ändert sich in Abhängigkeit vom Blutdruck.

[c] Die Autoregulation ist «myogenen» Ursprungs (auf der glatten Muskulatur basierend).

[d] Trotz Autoregulation kommt es bei Blutdruckanstieg zu erhöhtem Harnfluss.

Punkte: _____ von 18

10. Quiz-Rätsel: Niere und ableitende Harnwege (▶ Kap. 11)

Welche Aussage ist jeweils *richtig*? Bitte kreuzen Sie die entsprechende Antwort an und finden Sie das Lösungswort.

1. Die glomeruläre Filtrationsrate beträgt ...

600 ml pro Minute.	125 ml pro Minute.	1.200 ml pro Minute.	20 % des Herzminutenvolumens.
☐ A	☐ H	☐ E	☐ F

2. Die Niere produziert ...

Vitamin D.	Kalzitonin.	Eryhtropoietin (EPO).	Aldosteron.
☐ G	☐ K	☐ A	☐ N

3. Das parietale Blatt der Bowman-Kapsel ...

wird durch die Podozyten gebildet.	ist Teil des Nierenfilters	begrenzt das Nierenkörperchen.	ist ein hochprismatisches Epithel.
☐ V	☐ O	☐ R	☐ L

4. Inulin ...

wird vollständig filtriert.	wird vollständig rückresorbiert.	wird sezerniert.	verändert seine Konzentration im Tubulus nicht
☐ N	☐ B	☐ W	☐ S

5. Der pH-Wert des Harns ...

ist nie tiefer als 4,5.	beträgt konstant 7,0.	unterliegt keinerlei Beeinflussung.	ist immer im alkalischen Bereich.
☐ L	☐ O	☐ E	☐ S

6. Angiotensin II ...

wird in der Niere produziert.	hat keine Wirkung auf die Niere.	ist die stärkste blutdrucksteigernde Substanz des Körpers.	führt zur Ausschüttung von Kortisol.
☐ B	☐ C	☐ E	☐ U

7. Das extraglomeruläre Mesangium (Lacis-Zellen) ...

phagozytiert die glomeruläre Basalmembran.	gehört zum juxtaglomerulären Apparat.	liegt direkt beim Harnpol.	bildet die glomeruläre Basalmembran.
☐ B	☐ I	☐ H	☐ V

8. Das Sammelrohr ...

wird durch ADH für H_2O geöffnet.	mündet in den Intermediärtubulus.	ist nicht am Wasserhaushalt beteiligt.	hat eine basale Streifung.
☐ T	☐ F	☐ X	☐ E

9. Der proximale Tubulus ...

hat nur gestreckte Bestandteile.	enthält keinen Bürstensaum.	ist nicht an der Rückresorption beteiligt.	hat eine basale Streifung.
☐ U	☐ A	☐ I	☐ E

10. Die Nierenkelche ...

münden in die Harnröhre.	gehören zum Nierenbecken.	sind von resorbierendem Epithel ausgekleidet.	sind bei einem dendritischen Nierenbecken nicht vorhanden.
☐ G	☐ R	☐ N	☐ S

Lösungswort

1	2	3	4	5	6	7	8	9	10

Punkte: _____ von 6

11. Endokrine Funktion der Niere (▶ 11.3.7)

Bitte markieren Sie 3 Fehler im folgenden Text.

Der juxtaglomeruläre Apparat besteht aus einem Sammelrohrteil, einem Gefäßteil und einem Tubulusteil. Im Sammelrohrteil liegt die Macula densa (dichter Fleck). Das Polkissen des Gefäßteils enthält Aldosteron, das bei drohendem Natriumverlust ausgeschüttet wird.

1. Fehler: _____

2. Fehler: _____

3. Fehler: _____

Punkte: _____ von 6

12. Eigenschaften des Harns (▶ 11.3.8)

Bitte markieren Sie 3 Fehler im folgenden Text.

Menschlicher Harn schäumt beim Schütteln. Beim Stehen bildet sich eine Schaumdecke. Beim Abkühlen kann aus stark konzentriertem Harn Eiweiß ausfallen, das sich beim Erwärmen wieder löst. Bei rein vegetarischer Nahrung kommt es zu einem Absinken des pH-Wertes im Urin.

1. Fehler: _____

2. Fehler: _____

3. Fehler: _____

Punkte: _____ von 6

13. Clearance-Wert (▶ 11.3.3)

Bitte ordnen Sie den jeweiligen Clearance-Wert (1–3) den entsprechenden Substanzen (a–c) zu.

1. 0 (Null)	a. Paraaminohippursäure
2. 125 ml/min	b. Glukose
3. 600 ml/min	c. Inulin

Punkte: _____ von 2

14. Harnuntersuchung (▶ 11.3.8)

Bitte markieren Sie 2 Fehler im folgenden Text.

Um ein aussagekräftiges Ergebnis der Keimzahl im Urin zu erhalten, muss der Urin unter möglichst keimarmen Bedingungen gewonnen werden. Der erste Strahl wird aufgefangen, ebenso der letzte Strahl. Der Mittelstrahl hingegen wird verworfen.

1. Fehler: _____

2. Fehler: _____

Punkte: _____ von 4

Auswertung

106	
Zu erreichende Punkte	Erreichte Punkte

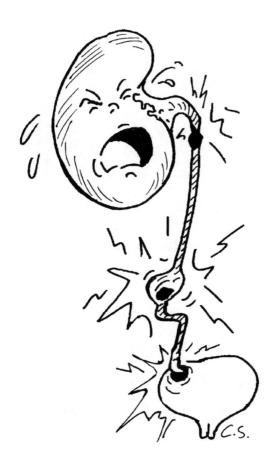

Endokrinologie

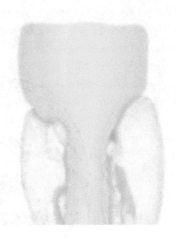

1. Das endokrine System (▶ 12.1)

Bitte vervollständigen Sie den Text mit den unten aufgeführten Begriffen.

Das _____ System kann mit einem drahtlosen

_____ verglichen werden. Der Inhalt der

_____ ist dabei in der _____

Struktur hoch spezialisierter Substanzen verschlüsselt, die auf

dem _____ die Körperzellen erreichen und sie

zu bestimmten Reaktionen veranlassen. Die Auslösung der Re-

aktion benötigt in der Regel _____ , die Reakti-

on selbst ist vielfach von längerer _____ .

Auswahl: Auslösung, Beendigung, Blutweg, chemischen, Dauer,
endokrine, exokrine, Kommunikationssystem, Nachrichten, Nervenweg,
physikalischen, Reaktion, Substanzen, Zeit

Punkte: _____ von 7

2. Regulationsmechanismen der Hormone (▶ 12.3.2)

Bitte vervollständigen Sie den Text mit den unten aufgeführten
Begriffen.

An der Spitze steht ein Regulationszentrum, das sich

im _____ befindet. Ein hier von sekretorischen

Nervenzellen gebildetes 1. Hormon, das als

_____ oder Liberin bezeichnet wird, gelangt in

den _____ und steuert dort die Bildung und

Freisetzung eines 2. Hormons, des Hypophysenhormons. Dieses

beeinflusst eine periphere _____ Drüse und

wird deshalb _____ Hormon genannt. Unter

der Wirkung des _____ Hormons wird aus

der _____ Drüse ein 3. Hormon freigesetzt, das

über das Blut verteilt in den Erfolgsorganen eine spezifische Reaktion auslöst.

Auswahl, manche Begriffe können ggf. mehrfach verwendet werden:
endokrine, exokrine, Gewebshormon, glandotropes, glandotropen,
Hypophysenvorderlappen, Hypophysenhinterlappen, Hypothalamus,
peripheren, Releasinghormon, spezifische, unspezifische, zentral

Punkte: _____ von 7

3. Endokrine Organe (▶ 12.2)

Bitte nennen Sie die wichtigsten endokrinen Organe.

1. _____

2. _____

3. _____

4. _____

5. _____

6. _____

7. _____

8. _____

Punkte: _____ von 24

4. Hormone und ihre Wirkungen (▶ Kap. 12)

Bitte ordnen Sie die Hormone (1–7) ihren wichtigsten Wirkungen (a–g) zu.

1. Tetrajodthyronin	a. Senkung des Glukosespiegels
2. Adrenalin	b. Erhöhung des Glukosespiegels
3. Insulin	c. Erhöhung des Grundumsatzes
4. follikelstimulierendes Hormon (FSH)	d. Regulation des Tagesrhythmus
5. adrenokortikotropes Hormon (ACTH)	e. Follikelwachstum
6. Melatonin	f. Kortisolbildung
7. Glukagon	g. Steigerung des Herzminutenvolumens

Punkte: _____ von 6

5. Einteilung der Hormone – chemische Struktur (▶ 12.3.1)

Bitte nennen Sie 3 Möglichkeiten, Hormone nach ihrer chemischen Struktur einzuteilen.

1. _____

2. _____

3. _____

Punkte: _____ von 9

6. Einteilung der Hormone – Entstehungsort (▶ 12.3.1)

Bitte nennen Sie 4 Möglichkeiten, Hormone nach ihrem Entstehungsort einzuteilen.

1. _____

2. _____

3. _____

4. _____

Punkte: _____ von 12

7. Wirkmechanismen der Hormone (▶ 12.3.3)

Bitte nennen Sie die wichtigsten Wirkmechanismen der Hormone.

1. _____

2. _____

3. _____

Punkte: _____ von 9

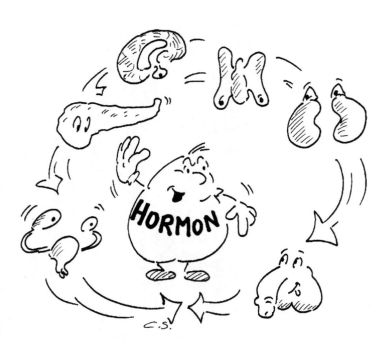

8. Hypothalamus (▶ 12.4.2)

Bitte beschriften Sie die unten stehende Abbildung mit den folgenden Begriffen.

a. abführende Vene
b. untere Hypophysenarterie
c. kurze Portalvenen
d. lange Portalvenen
e. 2. Kapillarnetz des Portalkreislaufes

f. hypothalamische Gefäße
g. 1. Kapillarnetz des Portalkreislaufs
h. Kapillarnetz im Hinterlappen

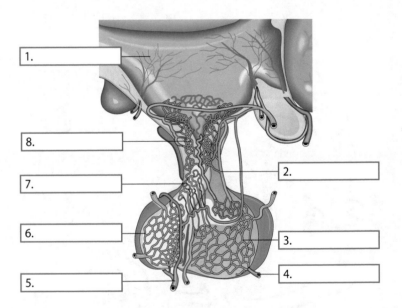

Punkte: _____ von 7

9. Hormone des Hypophysenvorderlappens (▶ 12.4.3)

Bitte ordnen Sie die unten stehenden Hormone der Hyophyse (1–7) den Begriffen «glandotrope Hormone» (a), «gonadotrope Hormone» (b) und «effektorische Hormone» (c) zu.

1. TSH ⬚ a ⬚ b ⬚ c

2. STH ⬚ a ⬚ b ⬚ c

3. FSH ⬚ a ⬚ b ⬚ c

4. Prolaktin ⬚ a ⬚ b ⬚ c

5. MSH ⬚ a ⬚ b ⬚ c

6. ACTH ⬚ a ⬚ b ⬚ c

7. LH ⬚ a ⬚ b ⬚ c

Punkte: _____ von 7

10. Antidiuretisches Hormon (ADH) (▶ 12.4.4)

Bitte markieren Sie 3 Fehler im folgenden Text.

Das antidiuretische Hormon (ADH) ist ein Steroidhormon, das aus 9 Aminosäuren zusammengesetzt ist. Seine Aufgabe besteht darin, die Harnkonzentration zu senken. Es wirkt unter anderem über die Kontrolle des osmotischen Drucks im Blut. Schon eine Zunahme des osmotischen Drucks von 20 % führt zu einer vermehrten Ausschüttung des antidiuretischen Hormons.

1. Fehler: _____

2. Fehler: _____

3. Fehler: _____

Punkte: _____ von 6

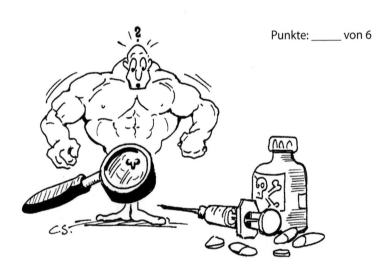

11. Oxytozin (▶ 12.4.3)

Bitte beschriften Sie die neben stehende Abbildung mit den folgenden Begriffen.

a. Oxytozinausschüttung im Hinterlappen
b. Kontraktion der Myoepithelien
c. afferenter Impuls der Brustwarzen
d. Transport von Oxytozin in den Axonen
e. Auslösung der Wehen
f. afferenter Impuls vom Gebärmutterhals
g. Kerngebiete im Hypothalamus

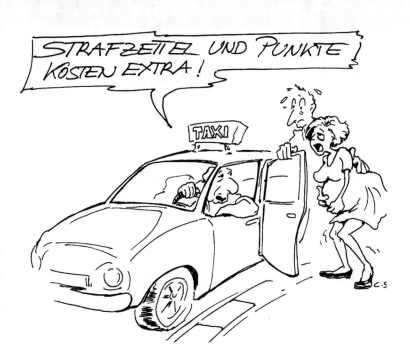

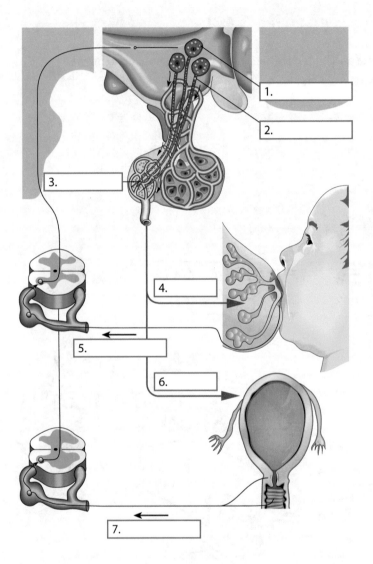

1. _____

2. _____

3. _____

4. _____

5. _____

6. _____

7. _____

Punkte: _____ von 6

12. Quizrätsel: Hormone (▶ Kap. 12)

Welche Aussage ist jeweils *falsch*? Bitte kreuzen Sie die
entsprechende Antwort an und finden Sie das Lösungswort.

1. Hormone

Noradrenalin ist ein Aminosäure-derivat.	Insulin ist ein Proteohormon.	Progesteron ist ein Steroidhormon.	Tetrajodthyronin ist ein Peptidhormon.
☐ A	☐ H	☐ E	☐ J

2. Antidiuretisches Hormon (ADH)

… wird im Hypothalamus gebildet.	… hat eine ähnliche Struktur wie das Oxytozin.	ADH-Sekretion wird über Osmostaten im Hypothalamus geregelt.	… hat eine Halbwertszeit von ca. 10 Tagen.
☐ G	☐ B	☐ E	☐ O

3. Regulationsmechanismen der Hormone

Parathormon stimuliert die Osteoklasten.	Aldosteronsekretion wird durch Angiotensin II bewirkt.	Kortison ist die Regelgröße für die ACTH-Ausschüttung.	Erhöhung des Blutspiegels von T_3 und T_4 führt zu einer Freisetzung von TRH (Thyreotropin-Releasinghormon).
☐ W	☐ R	☐ O	☐ D

4. Wachstumshormon (STH) …

fördert die Prote- insynthese.	steigert die Aktivität des Epi- physenknorpels.	führt zur Frei- setzung von Depotfett.	führt zu einer Erniedrigung des Glukosespiegels.
☐ N	☐ Z	☐ K	☐ I

5. Luteinisierendes Hormon (LH) …

löst den Follikel- sprung aus.	führt zur Bildung eines Gelbkör- pers (Corpus luteum).	heißt beim Mann ICSH.	stimuliert beim Mann die Sper- mienbildung.
☐ R	☐ O	☐ L	☐ D

6. Hypophyse

Im Hypophysen- hinterlappen werden gonadotrope Hormone gebil- det.	Das melano- zyten-stimulie- rende Hormon stammt aus dem Hypophysen- zwischenlappen.	Hypothalamus und Hypophy- senvorderlappen sind über den Portalkreislauf verbunden.	Nucleus supraopticus und Nucleus paraventricularis bilden Oxytozin.
☐ P	☐ C	☐ U	☐ I

7. Glandotrope Hormone …

wirken auf untergeordnete Drüsen.	werden auch als Releasinghor- mone bezeich- net.	TSH weist eine relativ konstante Konzentration im Blut auf.	ACTH gehört in die Gruppe der glandotropen Hormone.
☐ E	☐ U	☐ S	☐ V

8. Adrenokortikotropes Hormon (ACTH) …

beeinflusst vor allem die Sekretion der Glukokortikoide.	wirkt auf die Zona fasciculata und die Zona reticularis.	hat keinen Einfluss auf die Androgene.	hat keinen Einfluss auf die Mineralokortikoide.
☐ T	☐ I	☐ M	☐ K

9. Prolaktin …

ist in der Stillperiode häufig für eine Ovulationshemmung verantwortlich.	Eine sehr hohe Konzentration im Blut kann eine Sterilität auslösen.	wird in der Neurohypophyse gebildet.	bewirkt gegen Ende der Schwangerschaft eine Stimulation der Milchproduktion.
☐ O	☐ E	☐ P	☐ I

10. Trijodthyronin (T_3) und Tetrajodthyronin (T_4)

Beide Hormone beschleunigen den oxidativen Stoffwechsel.	T_3 wirkt 5-mal stärker als T_4.	T_4 wirkt deutlich länger als T_3.	Beide Hormone haben keinen Einfluss auf die Mitochondrienaktivität.
☐ L	☐ R	☐ N	☐ E

Lösungswort

1	2	3	4	5	6	7	8	9	10

Punkte: _____ von 6

13. Fragen zur Schilddrüse, Nebenschilddrüse, Nebennierenrinde und Blutzuckerregulation (▶ Kap. 12)

Welche der folgenden Aussagen ist *falsch* (ausgenommen Frage 13.4)?

13.1 Schilddrüse

a Die Schilddrüse entsteht aus einer Vertiefung im Rachendach.

b Aus dem Rest des Zungen-Schilddrüsen-Gangs (Ductus thyroglossus) kann sich ein Pyramidenlappen entwickeln.

c Die Schilddrüse liegt auf der Höhe des 2. bis 4. Trachealknorpels.

d Die Schilddrüse ist eine Speicherdrüse.

13.2 Schilddrüse

a Nach einer Schilddrüsen-Operation sollte der Oberkörper möglichst tief gelagert werden.

b Beim Aufstehen nach einer Schilddrüsen-Operation sollten Spannungen im Halsbereich vermieden werden.

c Schilddrüsenhormone sollten immer auf nüchternen Magen eingenommen werden.

d Zur Unterstützung der Mobilität sollte den Patienten nach einer Schilddrüsen-Operation ein Handtuch in den Nacken gelegt werden, welches der Betroffene an beiden Enden fassen kann.

13.3 Schilddrüsenunterfunktion

[a] Jodmangel kann zu einer Schilddrüsenunterfunktion führen.

[b] Zum Bild des endemischen Kretinismus gehört ein disproportionierter Minderwuchs.

[c] Beim endemischen Kretinismus kann durch nachgeburtliche Gabe von Schilddrüsenhormonen eine normale Entwicklung eingeleitet werden.

[d] Beim Myxödem kommt es zu einer Reduktion der geistigen Beweglichkeit.

13.4 Schilddrüsenüberfunktion: Welche Antwort ist *richtig*?

[a] Der erhöhte Grundumsatz bei Schilddrüsenüberfunktion hat eine positive Stickstoffbilanz zur Folge.

[b] Konstantes Merkmal der Schilddrüsenüberfunktion ist das Heraustreten der Augäpfel (Exophtalmus).

[c] Die Körpertemperatur ist bei Schilddrüsenüberfunktion herabgesetzt.

[d] Eine Erhöhung der Herzfrequenz und Gedankenjagen sind bei einer Schilddrüsenüberfunktion typisch.

13.5 Nebenschilddrüse/Vitamin-D-Hormon

[a] Das Vitamin-D-Hormon entsteht aus Cholesterin.

[b] Das Vitamin-D-Hormon ermöglicht die Kalziumresorption im Darm.

[c] Ein Mangel an Vitamin-D-Hormon in der Kindheit führt zur Rachitis.

[d] Am Aufbau des Vitamin-D-Hormons sind Leber und Niere beteiligt.

13.6 Nebenschilddrüse

[a] Die Nebenschilddrüsen liegen in der Bindegewebskapsel der Schilddrüse.

[b] Parathormon wirkt sowohl auf den Kalzium- wie auch auf den Phosphathaushalt.

[c] Kalzitonin ist ein partieller Antagonist des Parathormons.

[d] Unter der Wirkung des Parathormons sinkt der Kalziumgehalt des Blutes.

13.7 Fehlfunktion der Nebenschilddrüse

[a] Bei einer Überfunktion der Nebenschilddrüse kommt es zu einer Knochenerkrankung (Ostitis cystica fibrosa).

[b] Eine Überfunktion der Nebenschilddrüse führt zu einem zu hohen Phosphatgehalt im Blut (Hyperphosphatämie).

[c] Eine Unterfunktion der Nebenschilddrüse kann zu einer Tetanie führen.

[d] Ein völliger Ausfall der Nebenschilddrüse führt unbehandelt zum Tode.

13.8 Nebennierenrinde (NNR)

[a] In der Zona reticularis werden die Mineralokortikoide gebildet.

[b] In der Zona fasciculata werden die Glukokortikoide gebildet.

[c] Das Verhältnis Kortisol zu Kortikosteron beträgt in der Regel 7:1.

[d] Unter der Wirkung von Aldosteron kommt es zu einer Erhöhung der Natriumrückresorption.

13.9 Nebennierenrindenüberfunktion

a   Das Cushing-Syndrom ist die Folge eines zu hohen Glukokortikoidgehalts im Blut.

b   Osteoporose ist eine der möglichen Auswirkungen des Cushing-Syndroms.

c   Mit dem Cushing-Syndrom ist eine schlechte Wundheilung verbunden.

d   Patienten mit Cushing-Syndrom neigen zu Magersucht.

13.10 Regulation der Blutzuckerkonzentration

a   Fettabbau kann nicht zur Glukoseproduktion beitragen.

b   Galaktoseumbau kann benötigte Glukose liefern.

c   Bei Glukosemangel kann es zu Proteinabbau kommen.

d   Beim Absinken des Glukosespiegels kommt es zur Ausschüttung von Insulin.

13.11 Hypoglykämie

a   Bei Bewusstlosigkeit muss einem hypoglykämischen Patienten sofort Insulin gespritzt werden.

b   Bei Auftreten von Kaltschweißigkeit und Zittern sollte eine Blutzuckermessung durchgeführt werden.

c   Im Zweifelsfall sollten bei einer vermuteten Unterzuckerung ca. 10 g Zucker gegeben werden.

d   Eine Hypoglykämie kann lebensbedrohend sein.

Punkte: _____ von 22

14. Nebennieren (▶ 12.7)

Bitte beschriften Sie die unten stehende Abbildung mit den folgenden Begriffen.

a. Nebennierenarterien
b. Kapsel und Zona glomerulosa
c. Kapillaren
d. Zona fasciculata

e. Zona reticularis
f. Drosselvene
g. Nebennierenmark

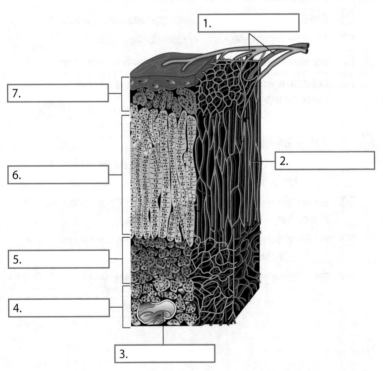

Punkte: _____ von 6

15. Cushing-Syndrom (▶ 12.7.2)

Bitte beschriften Sie die unten stehende Abbildung mit den folgenden Begriffen.

a. Fettpolster
b. Quetschungen mit Hautblutungen
c. geringere Entwicklung der Muskulatur
d. schlechte Wundheilung

e. dünne Haut
f. Hängebauch
g. Striae (Brüche in der Subcutis)
h. Vollmondgesicht
i. gerötete Wangen

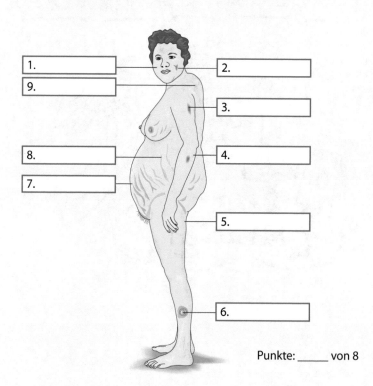

1.
9.
8.
7.

2.
3.
4.
5.
6.

Punkte: _____ von 8

Auswertung

142

Zu erreichende Punkte

Erreichte Punkte

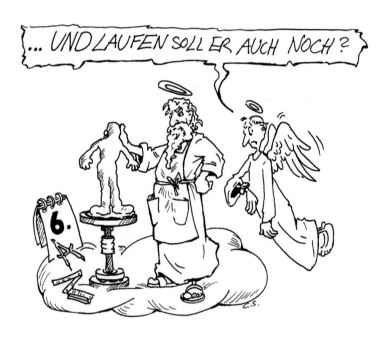

Geschlechtsorgane und Fortpflanzung

1. Geschlechtsmerkmale (▶ 13.1)

Bitte vervollständigen Sie den Text mit den unten aufgeführten Begriffen.

Die Unterscheidungsmerkmale zwischen Mann und Frau werden differenziert: Primär werden die _____ genannt, wenn sie schon zum Zeitpunkt der _____ vorhanden sind. Es handelt sich bei den _____ Geschlechtsmerkmalen sowohl um die _____ (Hoden, Eierstöcke etc.) als auch die _____ (Penis, Schamlippen etc.), die beim _____ bereits ausgebildet sind. Die _____ Geschlechtsmerkmale entwickeln sich erst zum Zeitpunkt

der _____ unter der Wirkung der dann ver-

mehrt im Körper produzierten Geschlechtshormone. Hier

entwickelt sich die weibliche _____ und die

Schambehaarung, die geschlechtsspezifische Körperbehaarung,

unterschiedliche Proportionen im Bau des Kehlkopfes sowie

eine typische männliche und weibliche Verteilung der subkuta-

nen _____ bilden sich aus.

Auswahl: äußeren, Brust, Erwachsenen, Fettpolster, Geburt, Geschlechtsunterschiede, inneren, Jugendlichen, Neugeborenen, primären, Pubertät, Schweißdrüsen, sekundären, Speicheldrüsen, Stimme

Punkte: _____ von 10

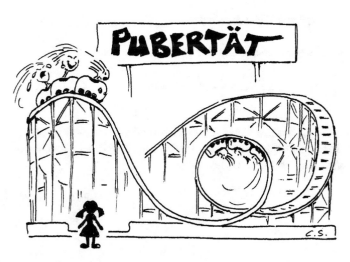

2. Blutversorgung des Endometriums (▶ 13.2.1)

Bitte vervollständigen Sie den Text mit den unten aufgeführten Begriffen.

Aus der _____ gehen u. a. die Basalarterien

hervor. Sie verlaufen an der Grenze zwischen

_____ und _____ gerade in

die Mukosa hinein. Aus den _____ gehen die

Spiralarterien hervor, die sich bis unter die Oberfläche des

Endometriums schlängeln. Auf ihrem Weg dorthin versorgen

sie ein ausgedehntes _____ . Die Spiralarterien

haben die Möglichkeit, sich zu _____ und

damit die Blutversorgung der Funktionalis stark zu

_____ oder gar zu stoppen.

Auswahl: A. iliaca communis, A. ovarica, A. uterina, Basalarterien, Basalis, dilatieren, Endometrium, erhöhen, Funktionalis, Kapillarnetz, kontrahieren, Myometrium, Spiralarterien, reduzieren

Punkte: _____ von 7

3. Quizrätsel: Weibliche Geschlechtsorgane (▶ 13.2)

Welche Aussage ist jeweils *falsch*? Bitte kreuzen Sie die entsprechende Antwort an und finden Sie das Lösungswort.

1. Geschlechtliche Differenzierung

Bis zur 8. Woche sind morphologisch keine Unterschiede zwischen männlichen und weiblichen Embryonen feststellbar.	Ultraschallbilder zeigen erst im 4. Monat geschlechtsspezifische Unterschiede.	Die genetische Konstitution XO wird als Klinefelter-Syndrom bezeichnet.	Testikuläre Feminisierung wird zum Pseudohermaphroditismus gerechnet.
☐ A	☐ H	☐ B	☐ J

2. Pubertät

Die erste Regelblutung heißt Menarche.	Durch die Pubertät wird die Sekretion der merokrinen Schweißdrüsen ausgelöst.	Durch Testosteronwirkung wächst der Kehlkopf.	Östrogen wird v. a. in der Nebennierenrinde gebildet.
☐ G	☐ R	☐ E	☐ O

3. Ovarien

Die Eizellen liegen im Mark.	Sprungreife Follikel heißen Graaf-Follikel.	Sekundärfollikel besitzen bereits eine Glashaut.	Im Graaf-Follikel heißen die Follikelzellen um die Eizelle Strahlenkranz.
☐ U	☐ R	☐ O	☐ D

4. Meiose

Ziel der Meiose ist eine Eizelle mit 23 Chromosomen.	Aus einem Oogonium gehen 4 Eizellen hervor.	Die 1. Reifeteilung beginnt schon zum Zeitpunkt der Geburt.	Die 2. Reifeteilung wird erst nach der Befruchtung beendet.
☐ N	☐ S	☐ K	☐ I

5. Corpus luteum (Gelbkörper)

LH führt zur Bildung eines Corpus luteum.	Ein Schwangerschaftsgelbkörper ist 2 Wochen lang funktionstüchtig.	Aus dem Corpus luteum wird ein Corpus albicans.	Das typische Gelbkörperhormon ist das Progesteron.
☐ R	☐ T	☐ L	☐ D

6. Follikelatresie

Während der fruchtbaren Periode werden ca. 400 Eizellen ovuliert.	Bei der Follikelatresie werden funktionstüchtige Eizellen gebildet.	Durch die Follikelatresie werden Thekaorgane gebildet.	Hauptfunktion der Follikelatresie ist die Bildung von Östrogen.
☐ P	☐ D	☐ U	☐ I

7. Eileiter

Über die Fimbria ovarica ist der Eileiter mit dem Ovar verbunden.	Die Schleimhaut enthält Ziliar- und Sekretzellen.	In der Ampulle findet die Befruchtung statt.	Der weiteste Teil des Eileiters ist der Isthmus.
☐ E	☐ O	☐ U	☐ R

8. Uterus (Gebärmutter)

Der Uterus ist nach dorsal geneigt.	Der unterste Teil ist die Portio vaginalis.	Der Muttermund ist durch einen Schleimpfropf verschlossen.	Die Schleimhaut heißt Endometrium.
☐ Ü	☐ I	☐ M	☐ K

9. Menstruationszyklus

Durch Absinken des Hormonspiegels kommt es zur Ischämiephase.	Die Proliferationsphase dauert bis zur Menstruation.	In der Sekretionsphase bilden die Uterindrüsen Glykogen.	Nach der Desquamationsphase wächst aus den Drüsenstümpfen das neue Oberflächenepithel.
☐ O	☐ S	☐ P	☐ I

10. Vagina

Sie enthält keine Vaginaldrüsen.	Das Glykogen des Epithels führt zur Bildung von Milchsäure.	Das Scheidengewölbe umgibt die Portio vaginalis.	Der Eingang in den Uterus (Muttermund) ist durch das Hymen verschlossen.
☐ H	☐ E	☐ N	☐ L

Lösungswort

1	2	3	4	5	6	7	8	9	10

Punkte: _____ von 6

4. Menstruationzyklus (▶ 13.2.1)

Bitte ordnen Sie die Menstruationsphasen (1–6) ihren Zeitpunkten (a–f) zu.

1. Desquamation	a. 14. Tag
2. Ovulation	b. nach Abfall der Hormonwerte
3. Proliferationsphase	c. 1.–4. Tag
4. Ischämiephase	d. 5.–14. Tag
5. Menstruation	e. 15.–28. Tag
6. Sekretionsphase	f. anschließend an die Ischämiephase

Punkte: _____ von 5

5. Bau der Vaginalwand (▶ 13.2.1)

Bitte markieren Sie 3 Fehler im folgenden Text.

Das Epithel der Vaginalwand ist ein mehrschichtig verhorntes Plattenepithel. Die oberen Zelllagen schilfern konstant ab und werden durch Neubildung aus der basalen Zellschicht erneuert. Die Zellen der Vaginalwand verändern während des Zyklus ihre Struktur nicht. Auffallend ist der hohe Schleimgehalt in den oberen Zelllagen.

1. Fehler: _____

2. Fehler: _____

3. Fehler: _____

Punkte: _____ von 6

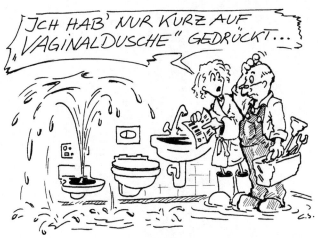

6. Innere und äußere weibliche Geschlechtsorgane (▶ 13.2)

Bitte beschriften Sie die unten stehende Abbildung mit den folgenden Begriffen.

a. Harnröhrenöffnung
b. Eierstock (Ovar)
c. Gebärmutterarterie (A. uterina)
d. Vaginalteil der Gebärmutter (Portio vaginalis)
e. Kitzler (Clitoris)
f. Bartholin-Drüse (Glandula bulbourethralis)

g. Vorhofschwellkörper
h. kleine Schamlippe (Labium minus)
i. Kitzlerschwellkörper
j. Erweiterung des Eileiters (Ampulla)

Punkte: _____ von 9

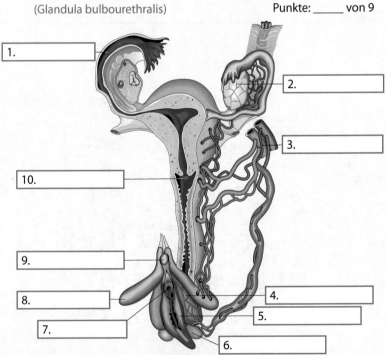

7. Weibliche Beckenorgane (▶ 13.2)

Bitte beschriften Sie die unten stehende Abbildung mit den folgenden Begriffen.

a. Kitzler (Clitoris)
b. Peritonealüberzug
c. Harnblase (Vesica urinaria)
d. Douglas-Raum

e. Vaginalteil der Gebärmutter (Portio vaginalis)
f. Endometrium
g. Gebärmutter (Uterus)
h. Scheide (Vagina)

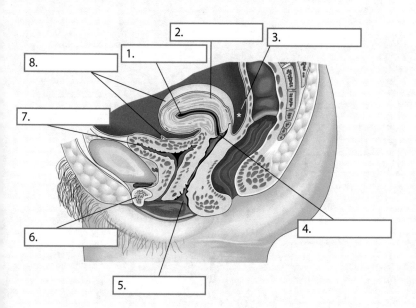

1.
2.
3.
4.
5.
6.
7.
8.

Punkte: _____ von 7

8. Eierstöcke (▶ 13.2.1)

Bitte beschriften Sie die unten stehende Abbildung mit den folgenden Begriffen.

a. Graaf-Follikel
b. Follikelhöhle
c. Mark mit Blutgefäßen
d. uneröffneter (atretischer) Follikel
e. Tertiärfollikel

f. Gelbkörper (Corpus luteum)
g. Weißkörper (Corpus albicans)
h. Primärfollikel
i. Follikelepithelzellen (Granulosa)
j. Eihügel (Cumulus oophorus)

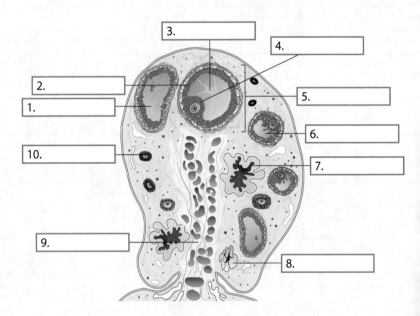

Punkte: _____ von 9

9. Eileiter (▶ 13.2.1)

Bitte nennen Sie die 4 Abschnitte des Eileiters.

1. _____

2. _____

3. _____

4. _____

Punkte: _____ von 12

10. Gebärmutterwand (▶ 13.2.1)

Bitte nennen Sie die 4 Schichten der Gebärmutterwand.

1. _____

2. _____

3. _____

4. _____

Punkte: _____ von 12

11. Fragen zu den weiblichen Geschlechtsorganen (▶ 13.2)

🔊 11.1 Vagina: Welche der folgenden Aussagen ist *falsch*?

[a] Das Scheidengewölbe (Fornix vaginae) umgibt den unteren Teil des Gebärmutterhalses (Portio vaginalis) ringförmig.

[b] Das Epithel der Schleimhaut ist ein mehrschichtig unverhorntes Plattenepithel.

[c] Die Scheidenflüssigkeit wird durch Transsudation gebildet.

[d] Die Schleimhaut der Vagina besitzt ein glattes, faltenloses Epithel.

🔊 11.2 Ovarieller Zyklus: Welche der folgenden Aussagen ist *falsch*?

[a] Das prämenstruelle Syndrom (PMS) wird durch den Hormonanstieg in der Sekretionsphase ausgelöst.

[b] Der Menstruationsschmerz wird durch wehenartige Kontraktionen der Uterusmuskulatur ausgelöst.

[c] Während der Stillperiode kommt es in der Regel nicht zu Ovulationen.

[d] Hitzewallungen während des Klimakteriums werden durch Schwankungen des Hormonspiegels ausgelöst.

🔊 11.3 Äußere Geschlechtsorgane der Frau: Welche der folgenden Aussagen ist *richtig*?

[a] Der Schamberg (Mons pubis) enthält kein subkutanes Fettgewebe.

[b] Die großen Schamlippen tragen keine Haare.

[c] Im Bereich des Schambergs (Mons pubis) befinden sich apokrine Schweißdrüsen.

[d] Die Harnröhre (Urethra feminina) mündet oberhalb (kranial) des Kitzlers (Klitoris).

11.4 Weibliche Brustdrüse:
Welche der folgenden Aussagen ist *falsch*?

[a]   Von den ursprünglich gebildeten Brustanlagen entwickelt sich nur das 4. Paar.

[b]   Östrogen bewirkt das Aussprossen der Drüsenendstücke.

[c]   Oxytozin bewirkt eine Kontraktion der Myoepithelien.

[d]   Kasein macht 2/3 der Milchproteine aus.

11.5 Brustkrebs (Mammakarzinom):
Welche der folgenden Aussagen ist *falsch*?

[a]   Das Mammakarzinom ist der häufigste bösartige Tumor bei der Frau.

[b]   Der äußere obere Quadrant ist am häufigsten vom Mammakarzinom betroffen.

[c]   Das Mammakarzinom bildet praktisch keine Metastasen.

[d]   Das Mammakarzinom kann genetisch (familiär) bedingt sein.

11.6 Brustentzündung (Mastitis):
Welche der folgenden Aussagen ist *falsch*?

[a]   Erstgebärende sind häufiger von Brustentzündungen betroffen.

[b]   Staphylokokken sind häufig an einer Brustentzündung beteiligt.

[c]   Bei einer beginnenden Brustentzündung sollte die betroffene Brust nicht mehr entleert werden.

[d]   Durch den Saugvorgang können sich kleine Risse in der Haut der Brustwarze bilden.

Punkte: _____ von 12

12. Innere und äußere männliche Geschlechtsorgane (▶ 13.3)

Bitte beschriften Sie die unten stehende Abbildung mit den folgenden Begriffen.

a. Hodensack (Skrotum)
b. Spritzkanal
c. Samenbläschen
d. Samenleiter
e. Nebenhoden
f. Hoden (Testis)
g. Harnblase (Vesica urinaria)
h. Vorsteherdrüse (Prostata)
i. Cowper-Drüse
j. Vorhaut (Präputium)
k. Eichel (Glans penis)
l. Harnsamenröhre (Urethra masculina)
m. Penisschwellkörper (Corpus cavernosum)
n. Mastdarm (Rektum)

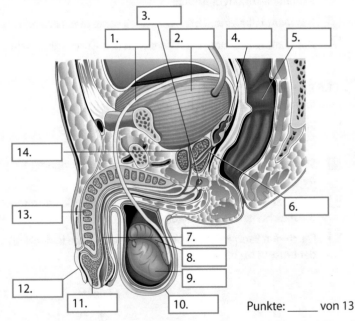

3.
1.
2.
4.
5.
14.
13.
6.
7.
8.
9.
12.
11.
10.

Punkte: _____ von 13

13. Männliche Beckenorgane (▶ 13.3)

Bitte beschriften Sie die unten stehende Abbildung mit den folgenden Begriffen.

a. Hodensack (Skrotum)
b. Spritzkanal
c. Samenbläschen
d. Samenleiter
e. Nebenhoden
f. Penis
g. Samenstrang

h. Prostata
i. Samenhügel
j. Harnblase
k. Eichel (Glans penis)
l. Hodenheber (M. cremaster)
m. Harnsamenröhre
n. Venenplexus (Plexus pampiniformis)

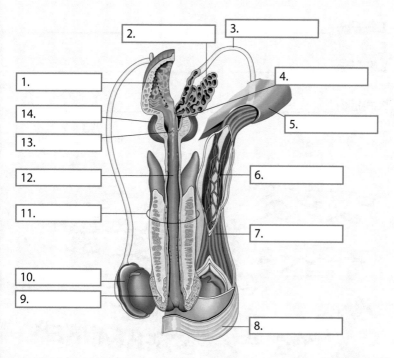

1.
2.
3.
4.
5.
6.
7.
8.
9.
10.
11.
12.
13.
14.

Punkte: _____ von 13

14. Spermien (▶ 13.3.1)

Bitte markieren Sie 3 Fehler im folgenden Text.

Durch die Meiose resultieren aus einer Spermatogonie B über verschiedene Zwischenstadien 2 Spermien, die einen diploiden Chromosomensatz besitzen. An der Reifung der verschiedenen Zwischenstadien, bis hin zum reifen Spermium, sind Leydig-Zellen maßgeblich beteiligt. Sie erfüllen die Funktion einer Ammenzelle, die während der Reifung die Zellen mit ihrem Zytoplasma umfließt.

1. Fehler: _____

2. Fehler: _____

3. Fehler: _____

Punkte: _____ von 6

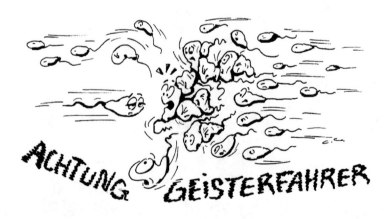

15. Fragen zu den männlichen Geschlechtsorganen und zur Fortpflanzung(▶ 13.3 und 13.4)

15.1 Tumoren der Prostata: Welche der folgenden Aussagen ist *richtig*?

[a] Die Prostatahyperplasie ist ein bösartiger Tumor.

[b] Das Prostatakarzinom zeigt deutliche Frühsymptome.

[c] Bei einer Erhöhung des PSA-Wertes liegt eine benigne Prostatahyperplasie vor.

[d] Die Normwerte für PSA liegen (altersabhängig) zwischen 0 und 6,6 ng/ml.

15.2 Äußere männliche Geschlechtsorgane: Welche der folgenden Aussagen ist *falsch*?

[a] Das Skrotum enthält kein subkutanes Fettgewebe.

[b] Die Eichel (Glans penis) ist Teil des Harnröhrenschwellkörpers (Corpus spongiosum).

[c] Die Vorhaut (Präputium) ist bei einer Phimose zu eng.

[d] Der Harnröhrenschwellkörper (Corpus spongiosum) wird von 2 Schwellkörperästen gebildet.

15.3 Samenleiter: Welche der folgenden Aussagen ist *falsch*?

[a] Der Samenleiter hat eine Länge von ca. 50–60 cm.

[b] Im Samenstrang ist der Samenleiter vom Hodenheber (M. cremaster) umgeben.

[c] In der Wand des Samenleiters befindet sich eine 3-schichtige Muskulatur.

[d] Der Samenleiter verläuft vollständig innerhalb der Bauchhöhle.

15.4 Hoden und Nebenhoden:
Welche der folgenden Aussagen ist *falsch*?

[a] Die Hoden liegen während der Entwicklung in der Bauchhöhle.

[b] Nicht abgestiegene Hoden (kryptorche Hoden) können kein Testosteron bilden.

[c] Der Nebenhodengang dient u. a. der Ausreifung der Spermien.

[d] Im Nebenhodengang sind die Spermien noch unbeweglich.

15.5 Geschlechtskrankheiten:
Welche der folgenden Aussagen ist *falsch*?

[a] Alle geschlechtlich übertragenen Krankheiten werden Geschlechtskrankheiten genannt.

[b] Spätstadien der Syphilis sind in der Regel unheilbar.

[c] Gonorrhö (Tripper) ist eine der am häufigsten vorkommenden Geschlechtskrankheiten.

[d] Gonorrhö (Tripper) spricht sehr gut auf Antibiotika an.

15.6 Befruchtung: Welche der folgenden Aussagen ist *falsch*?

[a] Durch die Akrosomreaktion werden die Enzyme des Akrosoms aktiviert.

[b] Die Akrosomreaktion gehört zur Kapazitation.

[c] Der Polyspermieblock verhindert eine Doppelbefruchtung der Eizelle.

[d] Bereits beim Eindringen des Spermiums in die Eizelle ist diese haploid.

⚡ 15.7 Blastozyste: Welche der folgenden Aussagen ist *falsch*?

[a]   Die Blastozyste gelangt rund 100 Stunden nach der Befruchtung in die Gebärmutter.

[b]   Aus dem Embryoblasten entwickeln sich zunächst 3 Keimblätter.

[c]   Aus dem Trophoblasten geht der kindliche Anteil der Plazenta hervor.

[d]   Die Blastozyste nistet sich meist direkt vor dem Zervikalkanal ein (Implantation).

⚡ 15.8 Plazenta: Welche der folgenden Aussagen ist *falsch*?

[a]   Die Chorionplatte befindet sich auf der kindlichen Seite der Plazenta.

[b]   Das kindliche Blut hat in der Regel keinen direkten Kontakt mit dem mütterlichen Blut.

[c]   Antikörper können die Plazentabarriere nicht überwinden.

[d]   Die Plazenta bildet u. a. Progesteron.

⚡ 15.9 Schwangerschaft und Implantation: Welche der folgenden Aussagen ist *falsch*?

[a]   Die häufigste extrauterine Schwangerschaft ist die Tubenschwangerschaft.

[b]   Etwa die Hälfte der extrauterinen Schwangerschaften kann ausgetragen werden.

[c]   Die Embryonalperiode der Entwicklung dauert 8 Wochen.

[d]   Kinder von Frauen mit Zuckerkrankheit sind in der Regel größer und schwerer als normal.

Punkte: _____ von 18

Auswertung

145

Zu erreichende Punkte

Erreichte Punkte

Haut
und Anhangsorgane

1. Hautschichten (▶ 14.1 und 14.2)

Bitte vervollständigen Sie den Text mit den unten aufgeführten
Begriffen.

Im Stratum _____ laufen konstant

_____ ab. Damit werden an der

_____ die im Stratum _____

abgeschilferten Zellen ersetzt. Durch Reifungsvorgänge

werden aus den im Stratum basale neugebildeten Zellen

schließlich die verhornten Zellen des Stratum corneum. In

diesem _____ werden der Reihe nach, über

verschiedene _____ , die Hautschichten durchlaufen. Abgeschilferte Zellen, die _____ abge-

stoßen werden, werden _____ neu gebildet.

Auswahl: Abbaustufen, basale, Basis, corneum, Entwicklungsstufen, granulosum, Hautoberfläche, lucidum, Meiosen, Mitosen, oben, Reifungsprozess, spinosum, unten

Punkte: _____ von 8

2. Händedesinfektion (▶ 14.1)

Bitte vervollständigen Sie den Text mit den unten aufgeführten Begriffen.

Da _____ am häufigsten über die Hände über-

tragen werden, gehört die _____ zu den wich-

tigsten _____ Maßnahmen im Krankenhaus.

Um die Krankheitserreger wirkungsvoll abzutöten, ist

ein _____ Desinfektionsmittel notwendig.

Dieses wird auf die Haut aufgetragen und sollte so lange ein-

wirken können, bis es vollständig _____ ist.

Sind die Hände verschmutzt, dürfen sie erst nach der Hände-

desinfektion gewaschen werden. Da _____ die

Haut _____ , sollte die anschließende Haut-

pflege nicht vergessen werden.

Auswahl: Alkohol, alkoholhaltiges, austrocknet, eingezogen, Formol, formolhaltiges, Fußpflege, Geschlechtskrankheiten, geschmeidig macht, Händehygiene, Hautpflege, Mikroorganismen, Mundhygiene, nachträglichen, prophylaktischen, verdunstet

Punkte: _____ von 7

3. Haut (▶ 14.1)

Bitte markieren Sie 3 Fehler im folgenden Text.

Felder- und Leistenhaut weisen in Bezug auf die Haut- und Unterhautschichten eine völlig unterschiedliche Struktur auf. Die eigentliche Haut (Kutis) besteht aus 4 Schichten: der Oberhaut oder Epidermis und der Lederhaut oder Korium. Die Ausstülpungen der Epidermis werden als Bindegewebspapillen bezeichnet. Das Korium geht ohne feste Grenze in die Unterhaut oder Subkutis über, die funktionell zur Haut gehört.

1. Fehler: _____

2. Fehler: _____

3. Fehler: _____

Punkte: _____ von 6

4. Haut (▶ 14.4.3)

Bitte markieren Sie 3 Fehler im folgenden Text.

Abgesehen von wenigen Ausnahmen, sind Talgdrüsen nie mit Haaren verbunden. An den Lippen und den kleinen Schamlippen münden sie mit einem eigenen Ausführungsgang an der Oberfläche der Haut. Die Talgdrüsen sondern ein Sekret nach dem merokrinen Sekretionsmodus ab. Talgdrüsen werden durch Östrogene, die sowohl bei der Frau als auch beim Mann vorkommen, stimuliert und sezernieren dementsprechend bei beiden Geschlechtern erst vermehrt nach der Pubertät.

1. Fehler: _____

2. Fehler: _____

3. Fehler: _____

Punkte: _____ von 6

5. Hautrezeptoren (▶ 14.5)

Bitte ordnen Sie die Rezeptoren (1–4) den entsprechenden
Funktionen (a–d) zu.

1. Meissner-Körperchen	a. Vibrationsempfindung
2. Vater-Pacini-Körperchen	b. Tastsinn (Berührungsempfindung)
3. Ruffini-Körperchen	c. Schmerzrezeptor
4. freie Nervenendigung	d. Dehnungsrezeptor

Punkte: _____ von 3

6. Epidermis (▶ 14.1.1)

Bitte ordnen Sie die Eigenschaften/Merkmale (1–4) den
entsprechenden Epidermisschichten (a–d) zu.

1. stechapfelähnliche Ausläufer	a. Stratum basale
2. Keratohyalingranula	b. Stratum granulosum
3. Mitosen	c. Stratum spinosum
4. keine Zellstrukturen	d. Stratum corneum

Punkte: _____ von 3

7. Hauttypen (▶ 14.1)

Bitte ordnen Sie die Eigenschaften/Merkmale (1–5) den entsprechenden Hauttypen (a–e) zu.

1. Haare	a. Achselhaut
2. Talgdrüsen	b. behaarte Haut
3. apokrine Schweißdrüsen	c. ganzer Körper außer Hand- und Fußflächen
4. Fingerabdrücke	d. Felderhaut
5. Pigmentzellen	e. Leistenhaut

Punkte: _____ von 4

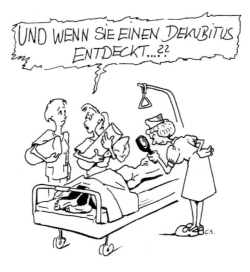

8. Quiz-Rätsel: Haut und Anhangsorgane (▶ Kap. 14)

Welche Aussage ist jeweils *falsch*? Bitte kreuzen Sie die entsprechende Antwort an und finden Sie das Lösungswort.

1. Behaarte Haut

Die behaarte Haut weist rillenförmige Furchen auf.	Die behaarte Haut weist Epidermis-leisten auf.	In der behaarten Haut münden Schweißdrüsen.	Bei der behaarten Haut ist das Stratum corneum dünner als in der unbehaarten Haut.
☐ E	☐ H	☐ B	☐ V

2. Oberhaut (Epidermis)

Die Epidermis besteht aus 5 Schichten.	Eine Bräunung der Haut wird durch Vermehrung der Melanozyten bewirkt.	Im Stratum corneum sind praktisch keine Zellen mehr vorhanden.	An den Handflächen und Fußsohlen ist das Stratum lucidum besonders stark ausgeprägt.
☐ U	☐ A	☐ E	☐ S

3. Lederhaut (Korium)

In der Lederhaut befinden sich Pigmentzellen.	Im Stratum papillare der Lederhaut liegen viele Tastkörperchen.	Im Stratum reticulare sind nur wenige Zellen vorhanden.	Die Lederhaut weist typische Spaltlinien auf.
☐ A	☐ G	☐ O	☐ D

4. Unterhaut (Subkutis)

Fett ist typisch für die Unterhaut.	Das gesamte Fett der Unterhaut wird zum Speicherfett gerechnet.	In der Unterhaut liegen die Haarzwiebeln.	Lokale Unterschiede in der Unterhaut sind genetisch bedingt.
☐ I	☐ R	☐ K	☐ A

5. Haare

Haare bestehen aus Keratin.	Alle Haare sitzen in einem Haartrichter.	Die Kopfhaare wurzeln in der Lederhaut.	Die Haare des Fötus werden Lanugohaare genannt.
☐ T	☐ O	☐ W	☐ V

6. Nägel

Der Nagel entspricht den verhornten Schichten der Haut.	Zerstörung der Nagelmatrix führt zu einem bleibenden Verlust der Nägel.	Die halbmondförmige Lunula ist Teil der Nagelwurzel.	Der Nagelwall ist an der Nagelbildung beteiligt.
☐ P	☐ A	☐ E	☐ U

7. Hautdrüsen

Talgdrüsen können Mitesser (Comedones) bilden.	Talgdrüsen können durch den Haarmuskel ausgepresst werden.	Apokrine Schweißdrüsen kommen überall am Körper vor.	Die apokrinen Schweißdrüsen beginnen ihre Sekretion erst mit der Pubertät.
☐ E	☐ U	☐ R	☐ D

8. Hautrezeptoren

Ruffini-Körperchen kommen in der Leisten- und Felderhaut vor.	Merkel-Zellen sitzen im Stratum basale der Haut.	Schwann-Zellen bilden den Innenkolben der Vater-Pacini-Körperchen.	Freie Nervenendigungen kommen nur im Korium vor.
☐ D	☐ E	☐ M	☐ Z

9. Hautfunktionen

Die Haut ist an der Temperaturregulation beteiligt.	Die Haut ist das größte Sinnesorgan des Körpers.	Die Haut ist an der Ausscheidung von Elektrolyten beteiligt.	Die Wasserabgabe über die Haut beträgt maximal 1 Liter pro Tag.
☐ I	☐ S	☐ C	☐ E

10. Alterung der Haut

Im Alter bildet die Haut vermehrt Kollagenfasern.	Im Alter nimmt die Zahl der elastischen Fasern in der Haut ab.	Die Melanozyten reduzieren im Alter an den meisten Orten ihre Tätigkeit .	Schweiß- und Talgdrüsen sezernieren im Alter stärker.
☐ H	☐ R	☐ N	☐ L

Lösungswort

1	2	3	4	5	6	7	8	9	10

Punkte: _____ von 6

9. Felderhaut (▶ 14.1)

Bitte beschriften Sie die unten stehende Abbildung mit den folgenden Begriffen.

a. Öffnung einer Schweißdrüse
b. Talgdrüse
c. Vater-Pacini-Körperchen
d. subkutanes Fettgewebe
e. Haarfollikel

f. Haarmuskel (M. arrector pili)
g. Oberhaut (Epidermis)
h. Lederhaut (Korium)
i. Unterhaut (Subkutis)
j. merokrine Schweißdrüse

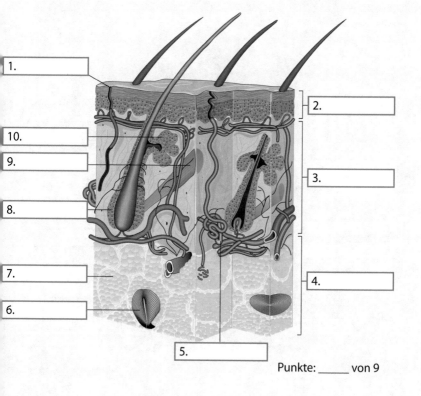

1.
10.
9.
8.
7.
6.
2.
3.
4.
5.

Punkte: _____ von 9

10. Leistenhaut (▶ 14.1)

Bitte beschriften Sie die unten stehende Abbildung mit den folgenden Begriffen.

a. Stratum lucidum
b. Stratum corneum
c. Stratum basale
d. Basalmembran
e. Bindegewebspapille im Stratum papillare

f. Epithelleiste
g. Blutkapillare
h. Stratum spinosum
i. Startum granulosum

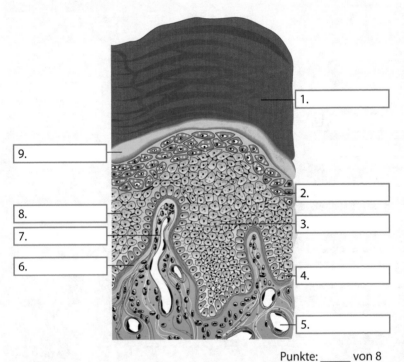

Punkte: _____ von 8

11. Nägel (▶ 14.4.2)

Bitte beschriften Sie die unten stehende Abbildung mit den
folgenden Begriffen.

a. Fettgewebe
b. Nagelhaut (Eponychium)
c. Nagelplatte
d. Nagelwall
e. Nagelfalz

f. Nagelwurzel
g. Knochen
h. Nagelbett
i. Möndchen (Lunula)
j. Fingerhaut

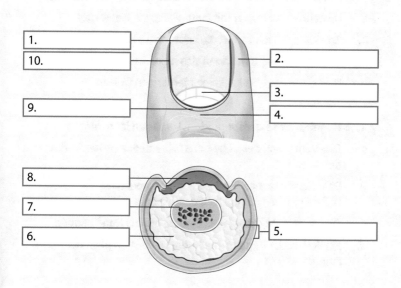

1.
10.
9.
8.
7.
6.

2.
3.
4.
5.

Punkte: _____ von 9

12. Fragen zur Haut und den Anhangsorganen (▶ Kap. 14)

12.1 Felderhaut: Welche der folgenden Aussagen ist *falsch*?

a. Felderhaut ist immer behaart.

b. Felderhaut besitzt keine Bindegewebspapillen.

c. Felderhaut kann eine «Gänsehaut» bilden.

d. Felderhaut besitzt glatte Muskeln (M. arrector pili).

12.2 Leistenhaut: Welche der folgenden Aussagen ist *richtig*?

a. Leistenhaut ist immer mit Epithelleisten ausgestattet.

b. An einigen Orten besitzt die Leistenhaut Haare.

c. In der Leistenhaut befinden sich holokrine Drüsen.

d. Die Leistenhaut besitzt keine merokrinen Drüsen.

12.3 Nagel: Welche der folgenden Aussagen ist *richtig*?

a. Eine Verletzung des Nagelbetts führt zu definitivem Verlust des Nagels.

b. Das Nagelhäutchen (Eponychium) begrenzt das Halbmöndchen (Lunula) auf einer Seite.

c. Die Nagelmatrix hat keinen Einfluss auf die Nagelbildung.

d. Ein Verlust der Nagelplatte erhöht die Tastfähigkeit des Fingers.

12.4 Neurodermitis: Welche der folgenden Aussagen ist *falsch*?

a.   Neurodermitis ist nicht ansteckend.

b.   Bei Neurodermitis besteht ein starker Juckreiz.

c.   Bei Neurodermitis sezernieren die Talg- und Schweißdrüsen besonders stark.

d.   Neurodermitis kommt vor allem bei Kindern und jungendlichen Erwachsenen vor.

12.5 Haut und Pflege:
Welche der folgenden Aussagen ist *falsch*?

a.   Die Subkutis eignet sich sehr gut als Injektionsort für einige Medikamente.

b.   Häufige Injektionen im selben Bereich können zur Verschlechterung der Wirkstoffresorption führen.

c.   Eine bläuliche Verfärbung der Haut weist auf eine erhöhte Durchblutung hin.

d.   Waschen gegen die Haarwuchsrichtung (gegen den Strich) wirkt anregend.

12.6 Dekubitus: Welche der folgenden Aussagen ist *falsch*?

a.   Dekubitus entsteht durch Sauerstoffmangel.

b.   Dekubitus entsteht vor allem an Hautbereichen direkt über Knochen.

c.   Die wichtigste Dekubitusprophylaxe ist die Druckentlastung.

d.   Der körperliche Zustand ist bei der Dekubitusentstehung nicht von Bedeutung.

12.7 Haare: Welche der folgenden Aussagen ist *falsch*?

a. Ein täglicher Haarverlust von bis zu 80 Haaren ist normal.

b. Bei grauen Haaren werden keine Farbpigmente mehr eingelagert.

c. Weiße Haare entstehen durch Einbau von Luft in die Haare.

d. Östrogen ist beim Mann an der Glatzenbildung beteiligt.

12.8 Berührungsempfindung:
Welche der folgenden Aussagen ist *falsch*?

a. Nervenmanschetten an den Haartrichtern vermitteln Berührungsempfindung.

b. Meissner-Körperchen kommen im Stratum papillare der Haut vor.

c. Oligodendrozyten bilden Zelllagen zwischen den unmyelinisierten Axonen der Meissner-Körperchen.

d. Mechanische Verformung der Tastkörperchen führt zu einem Aktionspotenzial.

12.9 Schmerzempfindung:
Welche der folgenden Aussagen ist *falsch*?

a. Schmerzen können das Gewebe oder den Schmerzrezeptor betreffen.

b. Schmerzrezeptoren der Haut sind freie Nervenendigungen.

c. Schmerzrezeptoren der Haut können in allen Epidermisschichten vorkommen.

d. Verletzungsbedingte Freisetzung von Prostaglandinen löst Schmerzen aus.

Punkte: _____ von 18

Auswertung

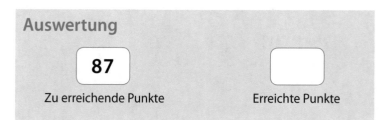

87	
Zu erreichende Punkte	Erreichte Punkte

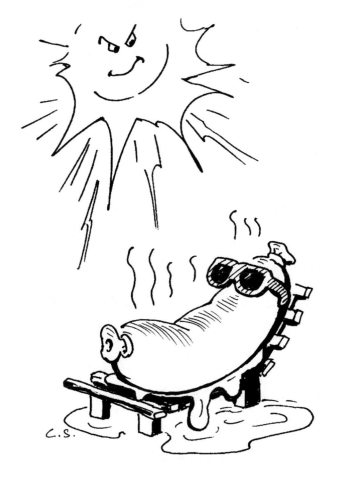

Temperaturregulation

1. Temperaturgradient (▶ 15.1)

Bitte vervollständigen Sie den Text mit den unten aufgeführten Begriffen.

Im menschlichen _____ wird durch

_____ von Nahrungsbestandteilen Wärme

produziert. Am Ort der Wärmeproduktion ist es am wärmsten,

gegen die _____ nimmt die Temperatur

_____ . Es besteht also ein Temperaturgradient

von _____ nach _____ .

Daneben besteht noch ein Temperaturgradient

von _____ nach _____ , d. h.

in der Schulterregion ist es wärmer als an den Fingerspitzen.

Auswahl: ab, Aufbau, außen, distal, Fußspitzen, Handflächen, innen, kaudal, Körperinneren, Körperoberfläche, kranial, proximal, Verbrennung, zu

Punkte: _____ von 8

2. Wärmebildung (▶ 15.2)

Bitte markieren Sie 3 Fehler im folgenden Text.

Die eigentliche Steuerung der Prozesse der Wärmebildung und -abgabe geschieht in einer Region des Mittelhirns im Hypothalamus. Hier befindet sich das Thermoregulationszentrum. In diesem wird der Ist-Wert mit einem vorgegebenen Soll-Wert verglichen. Weicht der Ist-Wert vom Soll-Wert ab, werden Steuersignale gegeben. Bei einer Abweichung des Ist-Wertes nach oben (zu hohe Temperatur) werden die peripheren Gefässe verengt, um eine weitere Erwärmung zu verhindern. Bei Fieber funktioniert das Thermoregulationszentrum nicht.

1. Fehler: _____

2. Fehler: _____

3. Fehler: _____

Punkte: _____ von 6

3. Temperaturregulation (▶ 15.4)

Bitte ordnen Sie die auslösenden Faktoren (1–5) den verschiedenen
Reaktionen des Körpers (a–e) zu.

1. Kälteempfinden	a. Fieber
2. leicht erhöhte Wärmeproduktion	b. Schüttelfrost
3. starke Erhitzung	c. Schweißsekretion
4. große Verstellung des Sollwertes nach oben	d. Vasokonstriktion
5. Ausschüttung endogener Pyrogene	e. Vasodilatation

Punkte: _____ von 4

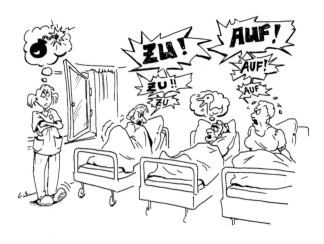

4. Quizrätsel: Temperaturregulation (▶ Kap. 15)

Welche Aussage ist jeweils *falsch*? Bitte kreuzen Sie die
entsprechende Antwort an und finden Sie das Lösungswort.

1. Wärmebildung

Bei Temperaturen zwischen 28 und 30°C weist die Wärmebildung ein Minimum auf.	Erhöhung des Muskeltonus führt zu erhöhter Wärmebildung.	Kältezittern verstärkt die Wärmebildung.	Muskeltätigkeit macht maximal 10% der gesamten Wärmebildung aus.
☐ E	☐ H	☐ B	☐ F

2. Kern- und Schalentemperatur

Die Schalentemperatur ändert sich bei Fieber nicht.	Bei hohen Außentemperaturen ist die Differenz von Kern- zu Schalentemperatur gering.	Die Kerntemperatur darf nicht unter 29°C sinken.	Die Kerntemperatur schwankt je nach Tageszeit.
☐ I	☐ Ä	☐ R	☐ S

3. Wärmeabgabe

Der größte Teil der Wärme wird durch Wärmestrahlung abgegeben.	Die Lunge nimmt an der Wärmeabgabe teil.	Die Luftfeuchtigkeit hat keinen Einfluss auf die Wasserverdunstung.	Bei Außentemperaturen höher als die Körpertemperatur wird primär durch Wasserverdunstung reguliert.
☐ A	☐ N	☐ E	☐ D

4. Fieber

An der Soll-Wert-Verstellung im Gehirn sind Prostaglandine beteiligt.	Exogene Pyrogene können den Sollwert direkt im Gehirn erhöhen.	Interleukine (z. B. IL-1) gehören zu den endogenen Pyrogenen.	An der Fieberauslösung sind Makrophagen beteiligt.
☐ I	☐ B	☐ K	☐ A

5. Hyperthermie

Eine passive Übererwärmung wird als Hyperthermie bezeichnet.	Der Sollwert wird bei Hyperthermie verstellt.	Der Temperaturanstieg bei Hyperthermie wird durch Überlastung der Abgabemechanismen bewirkt.	Hyperthermie kann zu einem Kreislaufkollaps führen.
☐ O	☐ E	☐ W	☐ V

6. Hypothermie

Übersteigt die Wärmeabgabe die Wärmeproduktion, kommt es zu Hypothermie.	Rektaltemperaturen unterhalb 35°C führen zur Teilnahmslosigkeit.	Durch Alkohol steigt bei Hypothermie die Körpertemperatur an.	Rektaltemperaturen unterhalb 29°C führen durch Kammerflimmern zum Tod.
☐ P	☐ A	☐ R	☐ U

Lösungswort

1	2	3	4	5	6

Punkte: _____ von 4

5. Entstehung von Fieber (▶ 15.4.1)

Bitte beschriften Sie das unten stehende Ablaufschema mit den
folgenden Begriffen.

a. cAMP
b. Interleukin-1
c. Prostaglandine
d. Thermoregulationszentrum
e. exogenes Pyrogen

f. Phagozyten
g. Wärmeproduktion
h. Fieber
i. Wärmeabgabe

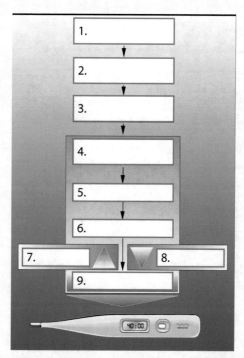

Punkte: _____ von 8

6. Temperaturregulation (▶ 15.4)

Bitte beschriften Sie den unten stehenden Regelkreis mit den folgenden Begriffen.

a. Steuersignale
b. Störgrößen, z. B. Wärmebelastung
c. Wärmebildung
d. Körperkern
e. Vasomotorik

f. Thermorezeptoren
g. Soll-Wert
h. Thermoregulationszentrum
i. Ist-Wert
j. Schweißsekretion

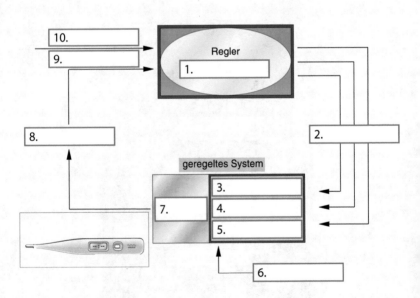

7. Fragen zur Temperaturregulierung (▶ 15.4)

Welche der folgenden Aussagen ist *falsch*?

✋ 7.1 Temperaturmessung

a. Die Axillartemperatur liegt leicht über der Rektaltemperatur.

b. Die Rektaltemperatur entspricht am ehesten der Kerntemperatur.

c. Die Amplitude der Temperaturschwankungen beträgt physiologischerweise ca. 1°C.

d. Die minimale Körpertemperatur ist zwischen 3 und 4 Uhr morgens erreicht.

〰 7.2 Wärmebildung

a. Körpertemperaturen oberhalb von 43°C sind tödlich.

b. Muskelkontraktionen tragen wesentlich zur Wärmebildung bei.

c. Die Wärmebildung im Körper ist unabhängig von der Außentemperatur.

d. Die Wärmebildung basiert vor allem auf den konstant ablaufenden Stoffwechselvorgängen.

〰 7.3 Fieber

a. Schüttelfrost wird durch eine Erniedrigung der Soll-Temperatur ausgelöst.

b. Schweißausbrüche bei Fieber sind charakteristisch für die Entfieberungsphase.

c. Durch Fieber werden Kreislauf und Atmung beschleunigt.

d. Während des Temperaturanstiegs bei der Fieberentwicklung sollten die Patienten warmgehalten werden.

7.4 Hitzschlag

a. Aus einem Wärmestau kann eine Bewusstlosigkeit resultieren.

b. Beim Hitzschlag ist die Haut stark rot und feucht.

c. Beim Hitzschlag muss die betroffene Person sofort gekühlt werden.

d. Tritt bei einem Hitzschlag der Tod ein, ist meist ein Hirnödem vorhanden.

Punkte: _____ von 8

Auswertung

47	
Zu erreichende Punkte	Erreichte Punkte

Sinnesorgane

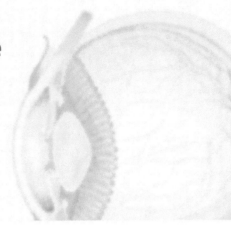

1. Auge (▶ 16.1)

Bitte vervollständigen Sie den Text mit den unten aufgeführten Begriffen.

Durch die Iris wird der Raum zwischen _____

und _____ in eine vordere und eine hintere

Augenkammer unterteilt. Dabei endet die Iris an der Stelle,

an der die _____ in die Hornhaut übergeht.

Vor der Iris liegt der _____ , d. h. der Winkel

zwischen Iris und Hornhaut. Hier sind reusenartige Bindege-

webszüge vorhanden, die in ihrer Gesamtheit als Ligamentum

pectinatum bezeichnet werden. Die zwischen den Bindegewebszügen liegenden Spalträume werden _____

genannt. Sie verengen sich in Richtung auf die Sklera und mün-

den schließlich im _____ . Über diesen Weg

wird das Kammerwasser in das _____ ab-

geleitet. Da fortlaufend _____ produziert

wird, muss es auch fortlaufend abfließen können.

Auswahl: Augenlid, Augenwasser, Augenwinkel, Blutgefäßsystem,
Fontana-Räume, Glaskörper, hintere, Hornhaut, Iris, Kammerwasser,
Kammerwinkel, Lymphgefäßsystem, mittlere, Retina, Schlemm-Kanal,
seitliche, Sklera, Spalträume, vordere

Punkte: _____ von 8

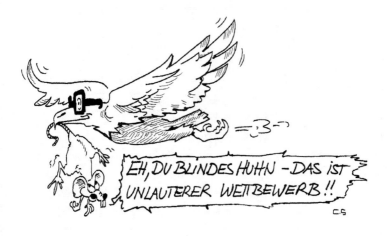

2. Augapfel (▶ 16.1.1)

Bitte beschriften Sie die unten stehende Abbildung mit den folgenden Begriffen.

a. Zonulafasern
b. Linse
c. Glaskörper
d. Regenbogenhaut (Iris)
e. Ziliarmuskel
f. Augennerv

g. hintere Augenkammer
h. vordere Augenkammer
i. Hornhaut (Kornea)
j. innere Augenhaut (Retina)
k. Ziliarkörper (Corpus ciliare)

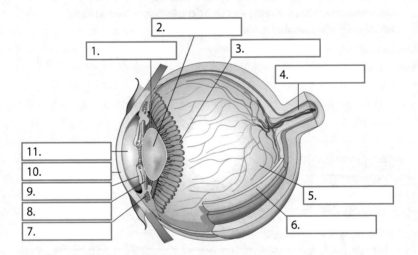

3. Kammerwinkel (▶ 16.1.1)

Bitte beschriften Sie die unten stehende Abbildung mit den folgenden Begriffen.

a. Zonulafasern
b. Schlemm-Kanal
c. Bindehaut (Konjunktiva)
d. äußere Augenhaut (Sklera)
e. Linse

f. vordere Augenkammer
g. Regenbogenhaut (Iris)
h. Hornhaut (Kornea)
i. Ziliarmuskel
j. Ziliarkörper

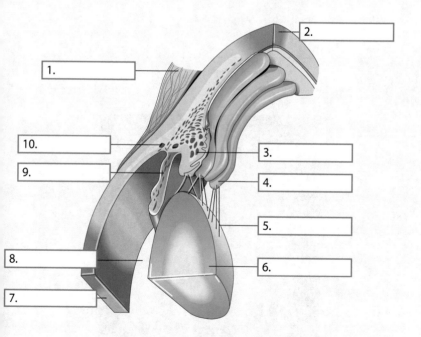

Punkte: _____ von 9

4. Augenhintergrund (▶ 16.1.3)

Bitte beschriften Sie die unten stehende Abbildung.

A = _____

F = _____

V = _____

P = _____

Welche funktionelle Bedeutung haben

F = _____

P = _____

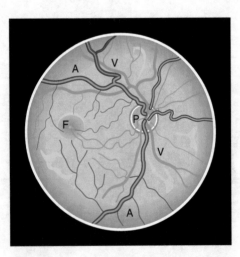

Punkte: _____ von 18

5. Netzhaut (▶ 16.1.1)

Bitte markieren Sie 3 Fehler im folgenden Text.

Die Netzhaut besteht im hinteren Augenbereich aus dem lichtempfindlichen Teil, der am Rand des Ziliarkörpers (Ora serrata) in den blinden Teil übergeht. Im lichtempfindlichen Teil der Retina sind 3 Nervenzellschichten vorhanden. Innen, dem Licht zugewandt, die Schicht der Photorezeptoren. In der Mitte die Schicht der bipolaren Nervenzellen. Außen, vom Licht abgewandt, die Schicht der Ganglienzellen. Von hier gehen die Nervenfasern aus, die in der Fovea centralis (Punkt des schärfsten Sehens) die Sklera durchbrechen und den N. opticus bilden.

1. Fehler: _____

2. Fehler: _____

3. Fehler: _____

Punkte: _____ von 6

6. Quiz-Rätsel: Das Auge (▶ 16.1)

Welche Aussage ist jeweils *falsch*? Bitte kreuzen Sie die entsprechende Antwort an und finden Sie das Lösungswort.

1. Schichten des Auges

Die Lederhaut (Sklera) geht im vorderen Augenbereich in die Hornhaut (Kornea) über.	Das Hornhautendothel begrenzt die vordere Augenkammer.	Die Lederhaut ist im sichtbaren Bereich von Bindehaut überzogen.	Die innere Augenhaut geht im vorderen Bereich in die Iris über.
☐ E	☐ I	☐ B	☐ A

2. Iris

Der Öffner der Pupille (M. dilatator pupillae) wird durch den Parasympathikus innerviert.	Das Bindegewebe der Iris ist im sichtbaren Teil nicht von einem Epithel begrenzt.	Bei blauen Augen ist im Bindegewebe der Iris (Stroma) kein Pigment eingelagert.	Bei Albinos bewirken die Blutgefäße im Augenhintergrund die rote Augenfarbe.
☐ U	☐ Ä	☐ N	☐ S

3. Ziliarkörper

Der Ziliarkörper bildet das Kammerwasser.	Die Zonulafasern verlaufen vom Ziliarkörper zur Linse.	Der Ziliarmuskel (M. ciliaris) im Ziliarkörper ist für die Scharfstellung der Linse (Akkomodation) verantwortlich.	An der Bildung des Kammerwassers nehmen Drüsen teil.
☐ A	☐ V	☐ O	☐ G

4. Kammerwinkel (Angulus iridocornealis)

Der Kammerwinkel befindet sich vor der Iris.	Im Kammerwinkel liegen reusenartige Bindegewebszüge.	Im Kammerwinkel liegt die Öffnung des Schlemm-Kanals.	Aus dem Schlemm-Kanal fließt das Kammerwasser in die vordere Augenkammer.
☐ I	☐ D	☐ K	☐ E

5. Glaskörper (Corpus vitreum) und Linse

Die Linse ist bikonkav.	Die Linse ist von der Linsenkapsel überzogen.	Der Glaskörper besteht zu 98 % aus Wasser.	Das Linsenepithel ist in Linsenfasern umgewandelt.
☐ N	☐ O	☐ W	☐ V

6. Augenhintergrund

Der blinde Fleck befindet sich auf der nasalen Seite.	In der Zone des schärfsten Sehens (Fovea centralis) treten die Gefäße ein und aus.	In der Zone des schärfsten Sehens (Fovea centralis) befinden sich fast ausschließlich Zapfen.	Die Photorezeptoren werden aus der mittleren Augenhaut mit Gefäßen versorgt.
☐ P	☐ F	☐ R	☐ U

7. Akkommodation

Bei der Nahakkommodation ist der Ziliarmuskel (M. ciliaris) entspannt.	Bei der Fernakkommodation sind die Zonulafasern gespannt.	Bei entspannten Zonulafasern krümmt sich die Linse stärker.	Die Akkommodationsbreite (Einstellbereich) des Auges beträgt bei Jugendlichen ca. 14 Dioptrien.
☐ A	☐ U	☐ R	☐ D

8. Sehvorgang/Adaptation

Rhodopsin ist der Sehfarbstoff der Zapfen.	Bei der Umwandlung von Rhodopsin in Retinal entsteht ein Nervenimpuls.	Die Helladaptation verläuft rascher als die Dunkeladaptation.	Bei Nachtblindheit ist keine Stäbchenadaptation vorhanden.
☐ R	☐ E	☐ I	☐ Z

9. Pupillenreaktion

Lichteinfall in ein Auge führt zur Pupillenverengung auch im anderen Auge.	Bei Schreckreaktionen sind die Pupillen erweitert.	Bei Nahakkommodation erweitern sich die Pupillen reflexartig.	Atropin (Parasympatholytikum) führt zur Pupillenerweiterung
☐ U	☐ C	☐ B	☐ E

10. Sehbahn

In der Sehnervenkreuzung kreuzen die Fasern der lateralen Gesichtsfelder.	Die Sehbahn endet in den Heschl- Querwindungen.	In den oberen Hügeln der Vierhügelplatte werden Pupillenreflexe geschaltet.	Die Fasern des N. opticus stammen aus den 3. Neuronen der Netzhaut.
☐ H	☐ E	☐ S	☐ L

Lösungswort

1	2	3	4	5	6	7	8	9	10

Punkte: _____ von 6

7. Fragen zum Auge (▶ 16.1)

Welche der folgenden Aussagen ist *falsch*?

🔊 7.1 Gesichtsfeld/räumliches Sehen

[a]   Beim räumlichen Sehen überschneiden sich die
      Gesichtsfelder des rechten und des linken Auges nicht.

[b]   Einäugige Menschen können kein dreidimensionales Bild
      wahrnehmen.

[c]   Das Gesichtsfeld wird mit der Perimetrie gemessen.

[d]   Das dreidimensionale Bild entsteht durch zentrale
      Verarbeitung in der Sehrinde.

🔊 7.2 Sehschärfe

[a]   Die Auflösungsgrenze des Auges liegt bei ca. 0,1 mm.

[b]   Die Auflösungsgrenze ist durch den Abstand der Zapfen
      bedingt.

[c]   Die Sehschärfe beträgt ca. 1 Winkelminute.

[d]   Die Sehschärfe ist unabhängig von der Beleuchtung.

🔊 7.3 Schielen

[a]   Schielende Menschen sehen immer 2 Bilder.

[b]   Das latente Schielen wird durch Muskelwirkung kompensiert.

[c]   Latentes Schielen kann durch Alkoholeinwirkung zu
      Doppelbildern führen.

[d]   Die Abweichung der beiden Augenachsen voneinander wird
      als Schielen bezeichnet.

7.4 Fehlsichtigkeit

[a] Kurzsichtigkeit ist bei einem zu großen Durchmesser des Augapfels gegeben.

[b] Astigmatismus entsteht durch unterschiedliche Krümmungsradien der lichtbrechenden Strukturen.

[c] Weitsichtigkeit kann durch das Tragen von bikonkaven Brillengläsern behoben werden.

[d] Altersweitsichtigkeit kommt durch reduzierte Elastizität der Linse zustande.

7.5 Augenmuskeln

[a] Die äußeren Augenmuskeln bestehen aus 4 geraden und 2 schrägen Muskeln.

[b] Mit Ausnahme von 2 Muskeln werden die äußeren Augenmuskeln vom N. oculomotorius innerviert.

[c] Der untere schräge Augenmuskel gelangt über eine Umlenkrolle (Trochlea) an den Augapfel.

[d] Beim Blick nach rechts wird am rechten Auge der äußere gerade und beim linken Auge der innere gerade Augenmuskel betätigt.

7.6 Augenpflege

[a] Werden Augentropfen und Augensalbe dem gleichen Patienten verabreicht, muss die Augensalbe zuerst gegeben werden.

[b] Bei fehlendem Lidschlag (z. B. bei Operationen) kann die Hornhaut austrocknen.

[c] Die Reinigung des Auges erfolgt immer von lateral nach medial.

[d] Tränenersatz oder Salbe sollte immer in den unteren Bindehautsack appliziert werden.

Punkte: _____ von 12

8. Schall (▶ 16.2.2)

Bitte vervollständigen Sie den Text mit den unten aufgeführten
Begriffen.

Der eigentliche Reiz, den das Ohr wahrnimmt, ist

die _____ der Luft, der Schall. Die Anzahl der

Schwingungen pro Sekunde wird meist in Hertz (Hz) ausge-

drückt. Hohe Töne haben _____ Frequenzen,

tiefe Töne haben _____ Frequenzen. Die

Grenze der Wahrnehmung für entsprechende Frequenzen liegt

beim Kind zwischen 20 und 20.000 Hz. Schwingungen unter-

halb von 20 Hz werden als _____ bezeichnet

und können nicht wahrgenommen werden. Schwingungen

oberhalb von 20.000 Hz werden als _____ be-

zeichnet und können ebenfalls nicht wahrgenommen werden.

Die _____ Schwelle für die Wahrnehmung

von Schwingungen ändert sich im Laufe des Lebens nur

wenig, die _____ hingegen kann stark

absinken. Ab dem 40. Lebensjahr ist sie reduziert auf 8.000

bis 10.000 Hz. Dieser Vorgang ist physiologisch. Er

wird _____ genannt.

Auswahl: Bewegung, Erwachsenen, hohe, Infraschall, Kind, niedrige, obere, pathologisch, physiologisch, Presbyakusis, Presbyopie, Schwingung, Ultraschall, untere

Punkte: _____ von 8

9. Gehörknöchelchen (▶ 16.3.1)

Bitte markieren Sie 3 Fehler im folgenden Text.

In der Paukenhöhle sind die Gehörknöchelchen durch kleine Bänder (Ligamente) an der oberen Wand befestigt und werden so in der Schwebe gehalten. Direkt am Trommelfell sitzt der Steigbügel, der mit dem Amboss ein Gelenk bildet. Der Hammer wirkt mit seinem Griff auf das ovale Fenster ein, dessen Membran die Schallwellen auf die Schnecke weiterleitet. Der M. stapedius, der kleinste Muskel des Körpers, wirkt verstärkend auf die Schallübertragung.

1. Fehler: _____

2. Fehler: _____

3. Fehler: _____

Punkte: _____ von 6

10. Abschnitte des Ohrs (▶ 16.2.1)

Bitte ordnen Sie den Strukturen (1–6) die entsprechenden
Funktionen (a–f) zu.

1. Bogengänge	a. Sitz der Gehörknöchelchen
2. Corti-Organ	b. Druckausgleich zum Mittelohr
3. Ohrtrompete	c. Verstärker des Schalls
4. M. tensor tympani	d. Hörorgan
5. Paukenhöhle	e. Gleichgewichtsorgan
6. Schneckenloch (Helikotrema)	f. Verbindung von oberem mit unterem Kanal

Punkte: _____ von 5

11. Quiz-Rätsel: Das Ohr (▶ 16.2)

Welche Aussage ist jeweils *falsch*? Bitte kreuzen Sie die
entsprechende Antwort an und finden Sie das Lösungswort.

1. Äußeres Ohr

Die Ohrmuschel ist u. a. aus hyalinem Knorpel aufgebaut.	Der äußere Gehörgang liegt zum größten Teil im Knochen des Schläfenbeins.	Der äußere Gehörgang liegt sehr nahe beim Kiefergelenk.	Das Trommelfell wird noch zum äußeren Ohr gerechnet.
☐ H	☐ A	☐ B	☐ I

2. Mittelohr

Das Mittelohr ist mit Luft gefüllt.	Die Ohrtrompete ist mit dem Mittelohr verbunden.	Das runde Fenster befindet sich im Mittelohr.	Die Gehörknöchelchen sind von Endolymphe umgeben.
☐ U	☐ Ä	☐ N	☐ Ö

3. Innenohr

Das Innenohr liegt im Felsenbein.	Im Innenohr liegt das Gleichgewichtsorgan.	Das Corti-Organ liegt in der Scala tympani (unterer Kanal).	Das Corti-Organ liegt auf der Basilarmembran.
☐ A	☐ V	☐ R	☐ G

4. Schall

Hertz bezeichnet die Anzahl Schwingungen pro Sekunde.	Die Hörschwelle ist von der Frequenz abhängig.	Schall unterhalb von 2.000 Schwingungen pro Sekunde kann vom Ohr nicht mehr wahrgenommen werden.	Die Schmerzgrenze liegt bei ca. 130 Phon.
☐ I	☐ D	☐ V	☐ E

5. Hörvorgang

Das Mittelohr bewirkt eine Verstärkung des Schalls.	Das Wellenmaximum der Wanderwellen bringt die Basilarmembran in Schwingung.	Je höher ein Ton, desto weiter entfernt vom ovalen Fenster bewirkt er eine Hörempfindung.	Der eigentliche Nervenimpuls beim Hörvorgang wird durch die Sinneshaare des Corti-Organs ausgelöst.
☐ N	☐ A	☐ O	☐ V

6. Hörbahn

Die Nervenfasern vom Innenohr laufen zum Nucleus cochlearis posterior und anterior.	Ein Teil der Hörbahn gelangt zum oberen Olivenkern.	Die unteren Hügel der Vierhügelplatte sind in die Hörbahn eingeschaltet.	Die primäre Hörrinde liegt im Hinterhauptlappen des Großhirns
☐ P	☐ F	☐ U	☐ R

7. Räumliches Hören/Hörstörungen

Die Grundlage des räumlichen Hörens liegt in der zeitlichen Differenz beim Auftreffen des Schalls bei beiden Ohren.	Die Zeitverzögerung zwischen linkem und rechtem Ohr beträgt ca. 1/10.000 Sekunde.	Schallleitungsstörungen kommen durch Schädigung im äußeren Ohr oder im Mittelohr zustande.	Schallempfindungsstörungen haben ihre Ursache im Innenohr.
☐ G	☐ U	☐ R	☐ D

8. Gleichgewichtsorgan

Die drei Bogengänge verlaufen parallel zueinander.	Das Sinnesfeld des Utriculus steht horizontal zur Körperachse.	Sacculus und Utriculus vermitteln Linearbeschleunigung.	Die Bogengänge vermitteln Impulse bei Drehbewegungen.
☐ A	☐ E	☐ I	☐ Z

9. Vestibuläre Bahnen

der N. vestibularis ist Teil des 8. Hirnnerven.	der N. vestibularis weist eine Ruheaktivität von ca. 10 bis 40 Impulsen in der Sekunde.	Von den Vestibulariskernen verlaufen Nervenfasern zu den Augenmuskelnerven.	Die Sinneszellen des Vestibularapparates haben keine Verbindung zum Ganglion vestibulare.
☐ U	☐ C	☐ B	☐ N

10. Hörschäden

Langdauernde Beschallung mit mehr als 90 Phon führt zu Hörschäden.	Discomusik liegt häufig bei 100 bis 125 Phon.	Tinnitus (Ohrgeräusche) wird meist im Bereich der tiefen Töne wahrgenommen.	Tinnitus kann praktisch nicht geheilt werden.
☐ H	☐ E	☐ G	☐ L

Lösungswort

1	2	3	4	5	6	7	8	9	10

Punkte: _____ von 6

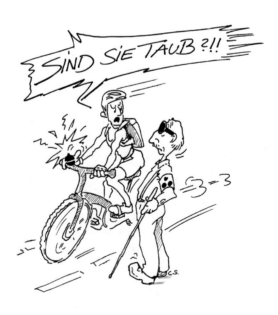

12. Abschnitte des Ohrs (▶ 16.2.1)

Bitte beschriften Sie die unten stehende Abbildung mit den folgenden Begriffen.

a. äußerer Gehörgang
b. Trommelfell
c. rundes Fenster
d. ovales Fenster

e. Bogengänge
f. Vestibularnerv
g. Ohrtrompete (Tuba auditoria)
h. Schnecke (Cochlea)

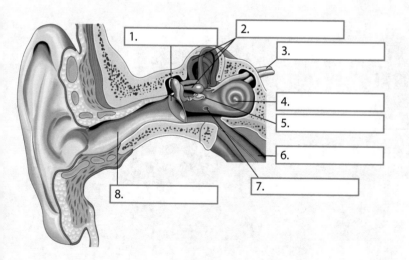

Punkte: _____ von 7

13. Mittelohr/Innenohr (▶ 16.2.1)

Bitte beschriften Sie die unten stehende Abbildung mit den folgenden Begriffen.

a. Amboss

b. Steigbügel

c. Mittelohr

d. Innenohr

e. Gleichgewichtsorgan

f. Schnecke (Cochlea)

g. Hammer

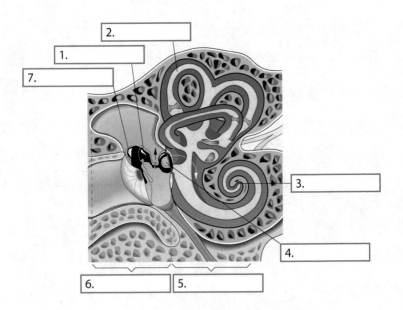

Punkte: _____ von 6

14. Corti-Organ (▶ 16.2.1)

Bitte beschriften Sie die unten stehende Abbildung mit den folgenden Begriffen.

a. äußere Haarzellen

b. innere Haarzellen

c. Tektorialmembran

d. Basilarmembran

e. innere Spiralfurche

f. Fasern des N. cochlearis

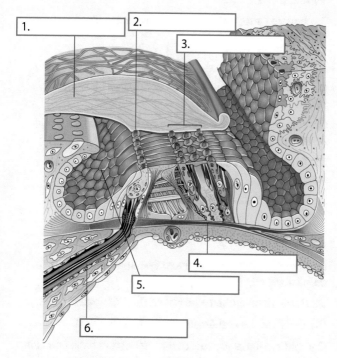

1.

2.

3.

4.

5.

6.

Punkte: _____ von 5

15. Fragen zum Ohr (▶ 16.2)

Welche der folgenden Aussagen ist *falsch*?

15.1 Äußerer Gehörgang

[a] Beim Erwachsenen weist der äußere Gehörgang eine Länge von ca. 30 bis 35 mm auf.

[b] Der Gehörgang verläuft rechtwinklig.

[c] Im Bereich der knorpeligen Wand des Gehörganges münden Schmalzdrüsen.

[d] Das äußere Drittel des Gehörgangs ist knorpelig.

15.2 Mittelohr

[a] Die Paukenhöhle des Mittelohrs ist mit dem Rachenraum verbunden.

[b] Über das runde Fenster (Fenestra cochleae) wird der Schall auf das Innenohr übertragen.

[c] Die Ohrtrompete ist mit respiratorischem Epithel ausgekleidet.

[d] Im Mittelohr befinden sich die Gehörknöchelchen.

15.3 Innenohr

[a] Das Innenohr besteht aus einem System von Hohlräumen, dem Labyrinth.

[b] Die Perilymphe enthält eine Na^+-reiche Flüssigkeit.

[c] Die Endolymphe enthält eine K^+-reiche Flüssigkeit.

[d] Der mittlere Kanal (Ductus cochlearis) ist durch die Reissner-Membran vom unteren Kanal (Scala tympani) getrennt.

✋ 15.4 Ohrpflege

[a] Prinzipiell reinigt sich der Gehörgang selbst.

[b] Bei der Pflege sollte nach Möglichkeit nur der äußere Teil des Gehörgangs gereinigt werden.

[c] Ohrentropfen sollten nach Möglichkeit gekühlt verabreicht werden.

[d] Nach Applikation von Ohrentropfen sollten die Patienten eine Weile in der Applikationsstellung liegenbleiben.

👁 15.5 Kinetose/Drehschwindel

[a] Kinetosen entstehen bei Diskrepanz der Erregungen der Augen und des Vestibularapparates.

[b] Der Hypothalamus ist an der Entstehung der Kinetosen beteiligt.

[c] Bei einseitigem Ausfall des Vestibularapparates kommt es zur Fallneigung in Richtung auf die gesunde Seite.

[d] Schwindel kann durch Verklebung der Statokonien im Vestibularapparat entstehen.

Punkte: _____ von 10

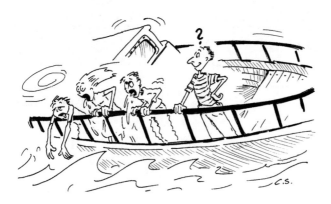

16. Ohr (▶ 16.2)

Bitte ordnen Sie die Begriffe (1–8) den technischen Daten (a–h) zu.

1. Presbyakusis	a. 4
2. Ultraschall	b. 1.000 Hz
3. mittlere Hörschwelle in Phon	c. max. Hörfrequenz 8.000–10.000 Hz
4. Frequenz der Sprache	d. Dezibel
5. Flüstersprache in Phon	e. Phon
6. Verkehrslärm in Phon	f. 10
7. Lautstärkepegel	g. ab 20.000 Hz
8. Schalldruckpegel	h. 60

Punkte: _____ von 7

Auswertung

129

Zu erreichende Punkte

Erreichte Punkte

Der alternde und der alte Mensch

1. Ebenen des Alterns (▶ 17.2.1)

Bitte vervollständigen Sie den Text mit den unten aufgeführten Begriffen.

Wir altern auch auf der sozialen Ebene. Das zeigt sich in der

Interaktion mit unserem Umfeld. Die _____

gibt gleichzeitig Aufschluss über die Selbständigkeit eines

alten Menschen. Sie ist direkt _____ vom

_____ und geistigen Alterszustand eines

Menschen. Wenn der Körper nicht mehr mitmacht, kann es

schnell zu einer _____ kommen. Die Betrof-

fenen können nicht mehr am _____ Leben

teilnehmen, weil sie die Wohnung nicht mehr verlassen

können. Wenn die geistigen _____ nach-

lassen, ist in schweren Fällen, d. h. bei Demenz, auch

eine _____ mit den Mitmenschen erschwert

oder nicht mehr möglich.

Auswahl: abhängig, Fähigkeiten, geistige Ebene, geistigen,
Kommunikation, körperlichen, seelischen, soziale Ebene, sozialen,
unabhängig, Unfähigkeit, Vereinsamung, Verheimlichung

Punkte: _____ von 7

2. Veränderungen im Herz-Kreislauf-System (▶ 17.3)

Bitte vervollständigen Sie den Text mit den unten aufgeführten
Begriffen.

Schon mit dem _____ Lebensjahr beginnt die

_____ der Blutgefäße nachzulassen. Zum

einen durch minimale arteriosklerotische Veränderungen, zum

anderen durch den Verlust _____ Fasern in

den Gefäßwänden, aber auch durch Veränderungen

der Gefäßwandzellen. Als Folge dieser Veränderung nimmt

die Windkesselfunktion der herznahen Gefäße

_____ und die Pulswellengeschwindigkeit

nimmt _____ . Außerdem wird die Blut-

druckamplitude _____ . Geschieht dies in

größerem Umfang, kann das als Anzeichen eines erhöhten

kardiovaskulären Risikos im Alter gewertet werden.

Auswahl: 20., 30., 40., ab, elastischer, Elastizität, Fließgeschwindigkeit
des Blutes, größer, herzferner, herznaher, kleiner, kollagener, Plastizität,
Pulswellengeschwindigkeit, zu

Punkte: _____ von 6

3. Lebensverlängernde Faktoren (▶ 17.2)

Bitte nennen Sie 6 Faktoren, die für ein hohes Alter verantwortlich
sein können.

1. _____

2. _____

3. _____

4. _____

5. _____

6. _____

Punkte: _____ von 18

4. Leistungsfähigkeit im Alter (▶ 17.2.2)

Bitte markieren Sie 3 Fehler im folgenden Text.

Zwischen dem 30. und dem 75. Lebensjahr verringert sich die Leistungsfähigkeit der verschiedenen Systeme im Körper zwischen 10 und über 50 %. So nimmt in dieser Zeitspanne z. B. der Mineralgehalt der Knochen bei Männern um ca. 30 % und bei Frauen um ca. 15 % ab. Die Muskelmasse nimmt generell um 30 % zu, die Nierendurchblutung um ca. 50 %. In der gleichen Zeit nimmt die Vitalkapazität der Lunge um rund 40 %, das Schlagvolumen des Herzens in Ruhe um ca. 30 %, der maximale Puls um 25 % ab. Die erforderliche Reaktion auf ein Ereignis liegt bei 18-Jährigen bei ca. 0,6 s und bei 75-Jährigen bei ca. 0,2 s.

1. Fehler: _____

2. Fehler: _____

3. Fehler: _____

Punkte: _____ von 6

5. Quiz-Rätsel: Der alternde und der alte Mensch (▶ Kap. 17)

Welche Aussage ist jeweils *falsch*? Bitte kreuzen Sie die entsprechende Antwort an und finden Sie das Lösungswort.

1. Herz

Das Gewicht des Herzens nimmt pro Jahr um ca. 1 bis 1,5 g zu.	Im Alter ist die Überleitungszeit verkürzt.	Veränderungen im Herzen begünstigen im Alter die Entstehung von Vorhofflimmern.	Die verlangsamten Kreislaufreflexe können zu einem Blutdruckabfall beim Aufstehen führen.
☐ E	☐ P	☐ B	☐ F

2. Atemorgane

Der Atemwegwiderstand ist im Alter erniedrigt.	Die Sekundenkapazität ist im Alter erniedrigt.	Die elastischen Fasern in der Lunge nehmen im Alter ab.	Die Vitalkapazität ist um 20–40 % erniedrigt.
☐ R	☐ Ä	☐ I	☐ S

3. Knorpel/Knochen

Das Hüftgelenk ist am häufigsten von Arthrose befallen.	Osteoporose kommt häufiger bei Frauen als bei Männern vor.	Bandscheiben weisen im Alter einen geringeren Gehalt an Chondroitinschwefelsäure auf.	Bewegung führt zu einer Reduktion der Knochendichte.
☐ A	☐ N	☐ E	☐ O

4. Haut

Die Anzahl der Talgdrüsen ist im Alter verringert.

☐ P

Die Anzahl der elastischen Fasern in der Haut ist im Alter reduziert.

☐ B

Die Pigmentbildung in der Haut ist im Alter an den meisten Stellen reduziert.

☐ I

Die Tastkörperchen im Korium büßen im Alter teilweise ihre Empfindlichkeit ein.

☐ A

5. Nervensystem

Die Morphologie des älteren Gehirns unterscheidet sich praktisch nicht von der des jungen Gehirns.

☐ O

Das prospektive Gedächtnis ist im Alter reduziert.

☐ E

Das «kristalline» Gedächtnis kann im Alter noch verbessert werden.

☐ W

Das Kurzzeitgedächtnis ist im Alter häufig gestört.

☐ H

6. Harnorgane

Die Anzahl der Nephrone ist im Alter reduziert.

☐ P

Die glomeruläre Filtrationsrate beträgt im Alter nur noch 50 %.

☐ A

Der Blutspiegel des Kreatinins bleibt auch im Alter konstant.

☐ R

Mangelnde Konzentrierungsfähigkeit der Niere führt häufig zu einer Unterdosierung mit Medikamenten.

☐ Y

7. Immunsystem

Die Zusammensetzung des Blutes ist im Alter nicht verändert.

☐ P

Die humorale Immunität ist im Alter deutlich reduziert.

☐ A

Die Fieberhäufigkeit nimmt im Alter zu.

☐ L

Die Zahl der T-Lymphozyten nimmt bis zu 25 % ab.

☐ U

8. Verdauungssystem

Der Tonus des Ösophagus-sphinkters nimmt im Alter ab.	Der Cholesterin-gehalt der Galle nimmt im Alter ab.	Die Gallensäu-rebildung ist im Alter reduziert.	Die Leber ist an der erhöhten to-xischen Wirkung einiger Medika-mente beteiligt.
☐ P	☐ A	☐ R	☐ U

9. Sexualität

Nach dem Klimakterium ist die Lubrikation der Scheide verringert.	Erektile Dysfunk-tion hat immer psychische Ursachen.	PDE-5-Hemmer (Viagra etc.) haben keinen Einfluss auf die Libido.	cGMP (zyklisches Guanin-Mono-phosphat) ist für die Erektion notwendig.
☐ P	☐ X	☐ R	☐ U

10. Demenz

Flüssigkeitsman-gel führt häufig zu Verwirrtheit.	Medikamenten-überdosierung kann akute Verwirrtheit hervorrufen.	Die häufigs-te Form der Demenz ist die Alzheimer-Er-krankung.	Harninkontinenz ist ein frühes Zeichen für eine beginnende Demenz.
☐ P	☐ A	☐ R	☐ E

Lösungswort

1	2	3	4	5	6	7	8	9	10

Punkte: _____ von 6

6. Knorpel und Knochen (▶ 17.5.1)

Welcher Oberschenkelknochen gehört zu einer *jugendlichen* und welcher zu einer *alten* Person?

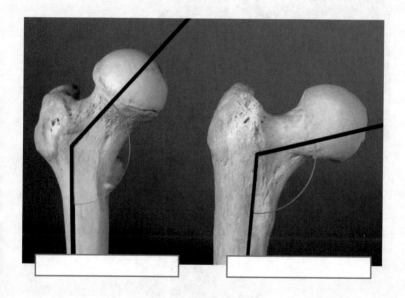

7. Knorpel und Knochen (▶ 17.5.1)

7a: Bitte ordnen Sie in der unten stehenden Abbildung zu,
bei welchem dieser beiden Knochen es sich um einen krankhaft
veränderten handelt.

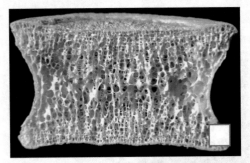

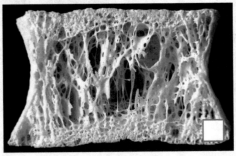

7b: Bitte benennen Sie, durch welche Krankheit dieser verändert
wurde.

Punkte: _____ von 2

8. Fragen zum Alter und altersbedingten Veränderungen im Körper (▶ Kap. 17)

Welche der folgenden Aussagen ist *falsch*?

8.1 Lebenserwartung

a Die durchschnittliche Lebenserwartung im Jahre 2000 lag bei knapp 80 Jahren.

b Die Alterspyramide kehrt sich zunehmend um.

c Als «hochbetagt» werden Menschen zwischen 75 und 90 Jahren bezeichnet.

d 15 bis 25 % der Betagten und Hochbetagten leiden unter schweren körperlichen oder geistigen Gesundheitsproblemen.

8.2 Alter

a Gerontologie ist die Lehre vom Alter.

b Geriatrie ist die Altersheilkunde.

c Die Gentheorie über das Altern geht u. a. von der Existenz eines Altersgens aus.

d Es wird angenommen, dass eine höhere Produktion von freien Radikalen das Leben verlängert.

8.3 (Licht-)Alterung

a Das kalendarische Alter eines Menschen entspricht häufig nicht seinem biologischen Alter.

b Die Zeitalterung der Haut wird durch das genetische Programm des Individuums bestimmt.

c Die UVB-Strahlung führt zur Lichtalterung.

d Die UVA-Strahlung dringt tiefer in die Haut ein als die UVB-Strahlung.

8.4 Haare

[a] Alopezie (Haarausfall) kommt häufiger bei Männern als bei Frauen vor.

[b] Testosteron ist an der Glatzenbildung beteiligt.

[c] Ältere Menschen bilden häufig sehr dicke Haare.

[d] Bei weißen Haaren ist Luft eingelagert.

8.5 Inkontinenz und Harnverhalten

[a] Inkontinenz tritt häufiger bei Frauen als bei Männern auf.

[b] Harnverhalten tritt vor allem bei Männern auf.

[c] Die benigne Prostatahyperplasie kann zu Miktionsbeschwerden führen.

[d] Beim Prostatakarzinom kommt es nicht zu Miktionsbeschwerden

Punkte: _____ von 10

Auswertung

56

Zu erreichende Punkte

Erreichte Punkte

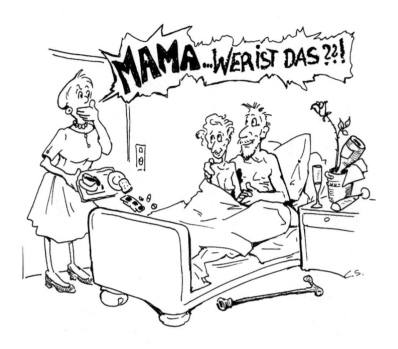

Lösungen

1 Einführung und Grundbegriffe

1. Fortpflanzung

Die Fortpflanzung kann als eigentliche **Grundlage** für Leben betrachtet werden. Die Viren können sich nicht bewegen, haben keinen eigenen **Stoffwechsel** und werden doch als „lebendig" bezeichnet. Sie sind in der Lage, tierische oder pflanzliche Zellen so zu beeinflussen, dass diese neue **Viren** bilden. Durch diesen Prozess können sie sich vermehren. Man weiß heute: Leben entsteht nur aus Leben. Die **Fortpflanzung** kann simpel sein, wie bei **Bakterien** oder einzelligen Lebewesen, die sich einfach teilen und damit 2 Tochterindividuen aus einer Zelle entstehen lassen. Sie kann aber auch so kompliziert sein, wie beim Menschen oder anderen Lebewesen. Hier müssen spezialisierte männliche und weibliche Keimzellen gebildet werden, um die Entwicklung eines neuen Individuums zu ermöglichen.

2. Stoffgruppen und Substanzen
1 = b, 2 = d, 3 = a, 4 = c

3. pH-Wert
1 = b, 2 = c, 3 = a

4. Protein
Tierisches und pflanzliches Protein, das mit der Nahrung aufgenommen wird, unterscheidet sich häufig sehr stark von menschlichem Protein, sodass es im Verdauungssystem in Peptide und **Fettsäuren**[1] zerlegt werden muss. Pflanzen können **ein paar wenige**[2] Aminosäuren selber aufbauen. Der menschliche Körper kann das nur bei den **essenziellen**[3] Aminosäuren selber tun.

[1] Aminosäuren; [2] alle; [3] nicht essenziellen

5. Einführung und Grundbegriffe
Lösungswort: Elektronen

6. Grundlagen der Anatomie und Physiologie
6.1 = d, 6.2 = a, 6.3 = c

7. Moleküle
NH_2 = Aminogruppe
COOH = Karboxylgruppe

2 Zytologie

1. Zellen

Der gesamte menschliche Körper ist aus einzelnen Zellen und ihrem Produkt, der **Interzellularsubstanz** aufgebaut. Zellen sind nicht nur die **Baueinheiten** des menschlichen, sondern auch des tierischen Körpers und der Pflanzen. Alle Zellen weisen einen gemeinsamen **Bauplan** auf. Die Zellen der einzelnen **Gewebe** und **Organe** haben sich im Laufe der Entwicklung allerdings sehr stark differenziert. Sie haben eine spezialisierte Form entwickelt um ihre **organtypischen** Funktionen (z. B.

Muskelkontraktion, Exkretion) erfüllen zu können, sodass kein Zelltyp dem anderen gleicht.

2. Zellkern

Mit Ausnahme der **roten Blutkörperchen** besitzen alle menschlichen Zellen einen **Zellkern**. Zusammen mit dem Zytoplasma bildet der Zellkern eine **Funktionseinheit** Er ist das **Steuerungszentrum** des Zellstoffwechsels und gleichzeitig Träger der genetischen Information. Diese Information ist auf den **Chromosomen** vorhanden, die während der **Zellteilung** besonders in Erscheinung treten.

3. Organzellen
1 = e, 2 = c, 3 = d, 4 = b, 5 = a, 6 = g, 7 = f

4. Zellmembran
Die Zellmembran besteht aus einer mehr oder weniger flüssigen **Proteinschicht**[1], die mosaikartig von Eiweißmolekülen durchzogen ist. Es handelt sich um eine Doppelschicht, bei der die **Aminosäuren**[2] so orientiert sind, dass die wasserabstoßenden Enden gegeneinander gerichtet sind und die wasseranziehenden Enden nach außen zeigen. Da sowohl ein großer Teil des Zellinneren wie auch der Zellumgebung aus wässriger Lösung besteht, tragen die **Elektrolyte**[3] dazu bei, diese Membranen in ihrem Aufbau zu festigen.
[1]Lipidschicht; [2]Fettsäuren; [3]Wassermoleküle

5. Chromosomen
Je nach Aktivitätsphase der Zellen kann der Zellkern verschiedene Formen annehmen. Besonders auffällig ist dies **außerhalb**[1] der Teilungsphasen. Dann laufen im Zellkern charakteristische Veränderungen ab. Es werden Zellstrukturen sichtbar, die man **Nukleoli**[2] nennt. Dies sind fädige, hakenförmige Gebilde mit einer Einschnürung, dem Zentromer, von der zwei **gleichlange**[3] Schenkel abgehen.
[1]während; [2]Chromosomen; [3]unterschiedlich lange

6. Quiz: Zytologie
Lösungswort: Mutationen

7. Zellbestandteile
1 = j, 2 = g, 3 = c, 4 = i, 5 = b, 6 = f, 7 = e, 8 = h, 9 = d, 10 = a

8. Zellmembran
1 = a, 2 = i, 3 = b, 4 = c, 5 = f, 6 = d, 7 = e, 8 = g, 9 = h

9. Endoplasmatisches Retikulum (ER)
1 = a, 2 = h, 3 = g, 4 = f, 5 = d, 6 = i, 7 = c, 8 = b, 9 = e

10. Intrazelluläre Verdauung
1 = f, 2 = a, 3 = i, 4 = b, 5 = g, 6 = h, 7 = c, 8 = e, 9 = d

11. Fragen zur Zytologie
11.1 = b, 11.2 = c; 11.3 = a; 11.4 = b, 11.5 = c; 11.6 = b

3 Histologie

1. Entwicklung der Keimblätter
Die Zellen des Embryoblasten bilden während der weiteren Entwicklung 2 Schichten, die als **inneres** und **äußeres** Keimblatt bezeichnet werden (Entoderm und Ektoderm). Beide Keimblätter zusammen bilden die 2-blättrige Keimscheibe, die ungefähr 7 Tage nach der **Befruchtung** ausgebildet ist. Durch komplizierte Entwicklungsvorgänge, die während der 3. Entwicklungswoche ablaufen, verlagern sich **Ektodermzellen** zwischen die beiden Keimblätter und bilden so ein 3. Keimblatt, das mittlere Keimblatt (Mesoderm). Damit sind um den **18. Entwicklungstag** die 3 Keimblätter Entoderm, Mesoderm und Ektoderm vorhanden, aus denen sich die Gewebe des Körpers differenzieren.

2. Fettgewebe
Man unterscheidet 2 Arten von Fettgewebe, **weißes** und **braunes** Fett. Das **weiße** Fettgewebe ist in Form von Baufett und Speicherfett über den gesamten Körper verteilt. Das Fett in diesen Zellen ist meist in Form von **einem einzigen großen** Fetttropfen so im Zytoplasma angeordnet, dass der Zellkern dadurch ganz an den Rand der Zelle gedrängt wird und die Zellen ein **siegelringartiges** Aussehen erhalten.

Das **braune** Fettgewebe kommt fast ausschließlich beim **Neugeborenen** vor. Es enthält Fett in Form von vielen kleinen Fetttropfen, das dadurch eine relativ große Oberfläche aufweist und somit leichter abbaubar ist. Seine Hauptaufgabe ist die Wärmebildung **ohne** Zittern.

3. Epithelarten
1 = a, 2 = g, 3 = d, 4 = f, 5 = e, 6 = c, 7 = b

4. Histologie
Lösungswort: Fettgewebe

5. Einteilung der Oberflächenepithelien
1 = f, 2 = e, 3 = a, 4 = b, 5 = h, 6 = d, 7 = g, 8 = c

6. Kollagene Fasern
1 = c, 2 = g, 3 = f, 4 = h, 5 = a, 6 = e, 7 = d, 8 = b

7. Bindegewebe
1 = h, 2 = i, 3 = b, 4 = e, 5 = a, 6 = j, 7 = g, 8 = c, 9 = f, 10 = k, 11 = d

8. Aufbau des Lamellenknochens
1 = i, 2 = a, 3 = b, 4 = j, 5 = g, 6 = e, 7 = d, 8 = c, 9 = f, 10 = h

9. Myofibrillen
1 = e, 2 = f, 3 = a, 4 = b, 5 = d, 6 = c

10. Nervenzellkörper
1 = f, 2 = c, 3 = d, 4 = h, 5 = e, 6 = b, 7 = a, 8 = g

11. Synapsen
1 = g, 2 = a, 3 = h, 4 = c, 5 = b, 6 = d, 7 = e, 8 = f

12. Nerven
Die Nerven verbinden die Körperperipherie mit dem ZNS. Solche Nerven, die nur zum ZNS leitende Fasern enthalten, werden als **motorische**[1] Nerven bezeichnet. Solche die nur vom ZNS in die Peripherie leitende Fasern werden als **afferente**[2] Fasern bezeichnet. Nerven sind gemischt, d.h. es kommen sowohl efferente als auch afferente Fasern im gleichen Nerven vor. Nerven sind **prinzipiell**[3] myelinisiert.
[1]sensible/sensorische; [2]efferente; [3]teilweise

13. Bindegewebe
Straffes faseriges Bindegewebe ist überall dort anzutreffen wo **kaum**[1] mechanische Belastung auftritt. Dieser Gewebetyp enthält **viele**[2] Zellen und Grundsubstanz. Der Stoffwechsel ist deutlich geringer als im lockeren Bindegewebe, und die Anzahl der Blutgefäße sowie der freien Bindegewebszellen ist ebenfalls stark reduziert. Die Fasern verlaufen immer **quer**[3] zur Richtung der Zugbelastung.
[1]große; [2]wenige; [3]parallel

14. Fragen zur Histologie
14.1 = c; 14.2 = c; 14.3 = b; 14.4 = d; 14.5 = a; 14.6 = b; 14.7 = c

15. Gewebearten
1 = d, 2 = b, 3 = e, 4 = f, 5 = a, 6 = c

4.1 Bewegungsapparat allgemein

1. Knochenwachstum
Einige wichtige Prinzipien des Längenwachstums werden am **Röhrenknochen** deutlich. Dieser Knochen hat während des Wachstums zwischen seinen beiden Gelenkenden und dem Schaft je eine **Wachstumsfuge** die **Epiphysenfuge** genannt wird. Hier wird **Knochen** gebildet, der durch **enchondrale** Ossifikation verknöchert. Das Wachstumshormon **Somatotropin** wirkt fördernd auf die Epiphysenfugen und bewirkt damit das Längenwachstum. Sobald die Epiphysenfugen geschlossen sind, kann kein weiteres Längenwachstum mehr erfolgen. Diese endgültige **Verknöcherung** der Wachstumszone erfolgt meist zwischen dem **21.** und **23.** Lebensjahr.

2. Muskeltätigkeit
Ein Muskel kann seine Länge durch **Kontraktion** (Zusammenziehung) oder durch **Dilatation** (Dehnung) verändern. Die Dehnung wird meist durch einen **Gegenspieler** bewirkt, der Antagonist genannt wird. Unterstützen sich 2 Muskeln in ihrer Wirkung, bezeichnet man sie als Synergisten. Ein typisches Beispiel dafür ist die Wirkung der Muskeln am Oberarm. Der **M. biceps brachii** (zweiköpfiger Oberarmmuskel) und der **M. brachialis** (Armbeuger) sind in Bezug auf die Armbeugung Synergisten, d. h. sie unterstützen sich gegenseitig und bewirken beide eine **Flexion** (Beugung) im Ellenbogengelenk. Der **M. triceps brachii** (dreiköpfiger Oberarmmuskel), der auf der Rückseite des Oberarms liegt, wirkt auf die beiden anderen Muskeln als Antagonist, da er eine **Extension** (Streckung) im Ellenbogengelenk bewirkt.

3. Muskelkontraktion

Wird ein Muskel trotz Anspannung verlängert, d. h. unter Arbeit gedehnt, nennt man das **konzentrische**[1] Bewegung. Diese kommt häufig vor, z. B. wenn man einen schweren Gegenstand schnell **aufnimmt**[2], d. h. allgemein bei bremsenden Bewegungen. Geschieht dieser Vorgang bei einem ermüdeten Muskel, der relativ **viele**[3] ATP-Moleküle enthält, kommt es nach heutiger Auffassung zu einem Muskelkater. Dieser entsteht durch die passive Verlängerung der Sarkomere, da sich die Aktin- und Myosinfilamente nicht lösen können und reißen.
[1]exzentrisch; [2]abstellt; [3]wenige

4. Bewegungsapparat
1 = b, 2 = a, 3 = d, 4 = c

5. Quiz: Bewegung allgemein
Lösungswort: Bänderriss

6. Gelenke
a = Kugelgelenk; b = Eigelenk; c = Scharniergelenk; d = Rad-/Zapfengelenk; e = Sattelgelenk

7. Fragen zu Gelenken
7.1 = c; 7.2 = b; 7.3 = d

8. Knochenaufbau
1 = c, 2 = d, 3 = h, 4 = b, 5 = g, 6 = f, 7 = e, 8 = a

9. Gelenkaufbau
1 = a, 2 = f, 3 = g, 4 = h, 5 = e, 6 = d, 7 = c, 8 = b

10. Kniegelenk
1 = b, 2 = d, 3 = e, 4 = g, 5 = h, 6 = a, 7 = c, 8 = f

11. Bewegungsapparat allgemein
11.1. = b; 11.2 = c; 11.3 = d; 11.4 = b

12. Lage- und Richtungsbegriffe
1 = a, 2 = b, 3 = h, 4 = c, 5 = g, 6 = d, 7 = c, 8 = d, 9 = f, 10 = e

4.2 Bewegungsapparat speziell

1. Frontalansicht des Schädels
Die größten Öffnungen sind die **Augenhöhlen**, die birnenförmige **Nasenöffnung** und die **Mundöffnung**. Jeweils 3 kleinere Öffnungen sind auf beiden Seiten in einer Linie zu sehen: die Öffnungen für die Endäste des **N. trigeminus**, nämlich für den **N. ophtalmicus** (Foramen supraorbitale), **N. maxillaris** (Foramen infraorbitale) und den **N. mandibularis** (Foramen mentale). Das Os frontale (Stirnbein) bildet die Stirn und begrenzt die vordere Schädelgrube nach frontal, ausserdem bildet es den oberen Rand der Augenhöhle. Ein grosser Teil des vorderen Gesichtsschädels wird durch den **Oberkieferknochen** (Maxilla) gebildet. Der Oberkieferknochen besitzt einen zahntragenden Teil, der mit seinen **Zahnfächern** (Alveolen) die Oberkieferzähne trägt.

2. Bauchmuskulatur
Die Rückenmuskulatur kann in **2** größere Gruppen unterteilt werden. Die eine Gruppe besteht aus den **oberflächlichen** Rückenmuskeln, die **dorsale** Schultergürtelmuskulatur heißt, weil sie auf den Schultergürtel einwirken. Die andere Gruppe besteht aus den **tiefen** Rückenmuskeln, die im Unterschied zu den oberflächlichen Muskeln **echte** Rückenmuskulatur genannt werden. Diese wird in ihrer Gesamtheit häufig als **Aufrichter** der Wirbelsäule bezeichnet, da sie u. a. für das **Aufrichten** und Halten der Wirbelsäule verantwortlich ist. Daneben ist die echte Rückenmuskulatur für die Dreh- und seitlichen **Neigebewegung** der Wirbelsäule verantwortlich.

3. Rückenmuskulatur
Die Wirbelsäule wird von 2 größeren Muskelgruppen bewegt: den Rückenmuskeln und deren **Synergisten**[1], den Bauchmuskeln. Daneben sind die Bauchmuskeln am Aufbau der seitlichen, vorderen und hinteren Bauchwand beteiligt. Mit Ausnahme des viereckigen Lendenmuskels (M. quadratus lumborum) sind alle Bauchmuskeln nach ihrer Verlaufsrichtung und Lage benannt. **Nur 2 der**[2] Bauchmuskeln sind an der Bauchpresse beteiligt. Ihre Wirkung ist von der Stimmritze abhängig. Ist diese **offen**[3], führt die Bauchpresse zu einer Erhöhung des Bauchinnendrucks und umgekehrt.
[1]Antagonisten (Gegenspieler); [2]Alle; [3]geschlossen

4. Oberarmmuskeln
Am Oberarm ist die Muskulatur durch Sep-

ten in eine ventrale **Streckerloge**[1] und eine dorsale **Beugerloge**[2] getrennt. Die Beugerloge enthält den M. biceps brachii und den M. brachialis. Vom Schultergürtel verläuft im gleichen Bereich der M. pectoralis major. Der M. biceps brachii besitzt einen langen und einen kurzen Kopf. Der **lange**[3] Bizepskopf entspringt am Processus coracoideus (Rabenschnabelfortsatz).

[1]Beugerloge; [2]Streckerloge; [3]kurze

5. Osteologie
Lösungswort: Sprungbein

6. Quiz: Muskulatur
Lösungswort: Extensoren

7. Beinmuskulatur
1 = b, 2 = e, 3 = d, 4 = a, 5 = c, 6 = f

8. Armmuskulatur
1 = b, 2 = e, 3 = c, 4 = a, 5 = d, 6 = f, 7 = g

9. Schädelknochen
1 = a, 2 = b, 3 = h, 4 = k, 5 = i, 6 = g, 7 = f, 8 = e, 9 = j, 10 = c, 11 = d

10. Wirbelsäule
1 = j, 2 = i, 3 = g, 4 = f, 5 = l, 6 = e, 7 = h, 8 = a, 9 = k, 10 = d, 11 = b, 12 = c

11. Schulterblatt
1 = i, 2 = b, 3 = c, 4 = h, 5 = e, 6 = d, 7 = f, 8 = g, 9 = a

12. Bauchmuskulatur
1 = c, 2 = d, 3 = f, 4 = e, 5 = b, 6 = g, 7 = a

13. Gesichtsmuskulatur
1 = h, 2 = e, 3 = f, 4 = c, 5 = g, 6 = d, 7 = b, 8 = a

14. Rückenmuskulatur
1 = e, 2 = b, 3 = g, 4 = a, 5 = f, 6 = i, 7 = d, 8 = h, 9 = c

15. Oberschenkelmuskulatur
1 = c, 2 = b, 3 = j, 4 = i, 5 = d, 6 = e, 7 = f, 8 = g, 9 = a, 10 = h

5 Nervensystem

1. Funktion des Nervensystems
Vom Nervensystem werden **Reize** über **Rezeptoren** aufgenommen, in Erregungen umgewandelt und nach **Umschaltung** effektorischen Systemen zugeleitet. Durch Vermittlung des Nervensystems erfolgt auf jeden Reiz eine entsprechende Antwort, die in ihrer Gesamtheit als **Grundlage** für die **Erhaltung** des Lebens angesehen werden können.

2. Hirnhäute und Liquor
Die Hirnhäute und der im **Spinnwebraum** (Subarachnoidalraum) vorhandene Liquor schützen **Gehirn** und **Rückenmark** vor Stoß und Schlag sowie gegen hohe Temperaturen. Gehirn und Rückenmark schwimmen in einem **Flüssigkeitsmantel**. Da ein in Flüssigkeit eingetauchter Körper soviel an **Gewicht** verliert, wie er an **Flüssigkeit** verdrängt (**Auftrieb**) sind Gehirn und Rückenmark nahezu **schwerelos** aufgehängt. Das menschliche Gehirn wiegt in Luft ca. **1.350** g, in der Liquorflüssigkeit dagegen nur noch **50** g.

3. Hirnabschnitte
1. verlängertes Rückenmark (Medulla oblongata), Nachhirn
2. Hinterhirn (Metencephalon)
3. Mittelhirn (Mesencephalon)
4. Zwischenhirn (Diencephalon)
5. Endhirn (Telencephalon)

4. Nervenplexus
1. Plexus cervicalis – N. phrenicus
2. Plexus brachialis – N. radialis, N. ulnaris, N. medianus
3. Plexus lumbalis – N. femoralis, N. obturatorius
4. Plexus sacralis – N. femoralis, N. tibialis

5. Eigen- und Fremdreflexe
1 = E, 2 = F, 3 = F, 4 = F, 5 = E

6. Hirnnerven
I = L, II = k, III = i, IV = j, V = g, VI = h, VII = f, VIII = d, IX = e, X = c, XI = a, XII = b

7. Rückenmark
1 = c, 2 = i, 3 = a, 4 = b, 5 = d, 6 = h, 7 = g, 8 = f, 9 = e, 10 = j

8. Spinalnerven
1 = b, 2 = d, 3 = a, 4 = c

9. Aktionspotenzial und Synapsen
9.1 = d; 9.2 d= ; 9.3 = b

10. Gliazellen
1 = a, 2 = c, 3 = b, 4 = f, 5 = d, 6 = e

11. Quiz: Das Gehirn
Lösungswort: Rückenmark

12. Basalganglion
1 = c, 2 = a, 3 = b

13. Hirnabschnitte
1 = f, 2 = g, 3 = b, 4 = c, 5 = a, 6 = i, 7 = j, 8 = h,
9 = d, 10 = e

14. Zwischen- und Mittelhirn
1 = h, 2 = b, 3 = g, 4 = f, 5 = e, 6 = d, 7 = c, 8 = a,
9 = i

15. Gehirn
15.1 = c; 15.2 = d; 15.3 = d; 15.4 = d; 15.5 = d;
15.6 = c; 15.7 = d

16. Hirnlappen und Rindenfelder
1 = i, 2 = e, 3 = d, 4 = c, 5 = a, 6 = b, 7 = f, 8 = j,
9 = h, 10 = g

17. Frontalschnitt durch Endhirn und Zwischenhirn
1 = e, 2 = d, 3 = b, 4 = c, 5 = a, 6 = j, 7 = i, 8 = h,
9 = f, 10 = g

18. Parasympathikus und Sympathikus
1 = S, 2 = P, 3 = S, 4 = S, 5 = S, 6 = S

19. Gehirnfunktionen
19.1 = a; 19.2 = a; 19.3 = c

6 Blut

1. Erythrozyten
Erythrozyten reagieren sehr stark auf **Veränderungen** des **osmotischen** Drucks. Werden sie in eine stark **hypotone** Lösung eingebracht, strömt so lange Wasser in die Erythrozyten, bis sie **platzen**. Dieser Vorgang wird **Hämolyse** genannt. Infusionslösungen sollten deshalb immer mit dem Blut **isoton** sein. Für die physiologische **Kochsalzlösung** heißt das, sie muss eine Konzentration von **0,9 %** aufweisen.

2. Flüssigkeit im Körper
Der menschliche Körper besteht zu ca. **75 %** aus Wasser. Das Wasser verteilt sich auf drei Kompartimente (verschiedenartige Räume), nämlich **Blut, Interstitium** und **Intrazellularraum**. Die treibenden Kräfte für den Austausch zwischen den Kompartimenten sind **osmotischer, hydrostatischer** und **kolloidosmotischer** Druck. Wasser wird immer passiv transportiert. Es folgt den **aktiv** transportieren Elektrolyten.

3. Funktionen des Blutes
1. Gastransport
2. Transport von Nahrungsbestandteilen
3. Teilnahme an der Regulation des inneren Milieus
4. Temperaturregulation
5. Abwehr
6. Exkretion
7. Hormonhaushalt

4. Geformte Blutbestandteile
1. rote Blutkörperchen
2. Monozyten
3. Lymphozyten
4. Thrombozyten
5. neutrophile Granulozyten
6. eosinophile Granulozyten
7. basophile Granulozyten

5. Plasmaproteine
1. Albumin = Osmoregulation, Transport
2. alpha1-Globuline = Lipidtransport
3. alpha2-Globuline = Kupfertransport
4. beta-Globuline = Eisentransport
5. gamma-Globuline = Abwehrfunktion (Antikörper)
6. Fibrinogen = Blutgerinnung

6. Blutgruppen
1 = h, 2 = b, 3 = a, 4 = e, 5 = f, 6 = d,
7 = c, 8 = g

7. Blutwerte
1 = c, 2 = a, 3 = b, 4 = e, 5 = d, 6 = f

8. Blut
8.1 = c; 8.2 = d; 8.3 = c; 8.4 = b

9. Quiz-Rätsel: Blut
Lösungswort: Hämoglobin

10. Blut
10.1 = c; 10.2 = d ; 10.3 = b

11. Elektrophorese
1 = a, 2 = c, 3 = b, 4 = d, 5 = e, 6 = f, 7 = g

12. Erythropoese
1. Eisen
2. Vitamin B_{12}
3. Folsäure
4. Kobalt

13. Rhesus-Unverträglichkeit
Bekommt eine Frau, die **rhesusnegativ** ist, ein Kind von einem Mann der **rhesuspositiv** ist, wird das Kind ebenfalls **rhesuspositiv** sein. Meist bei einer zweiten Schwangerschaft, gelegentlich schon bei einer ersten, bildet die Mutter **Antikörper** gegen das Blut des Kindes. Diese gelangen über die Plazenta in den kindlichen Kreislauf und verursachen dort eine **Hämolyse** die einen starken Anstieg des Bilirubins nach sich zieht. Dies wird als Rhesus-Erythroblastose bezeichnet. Folgen können **Gehirnschäden** ja sogar der **intrauterine** Tod des Kindes sein.

14. Thrombosenprophylaxe und Antikoagulation
14.1 = a, b, d; 14.2. = a, b, d

7 Herz-Kreislauf-System

1. Herz
Das Herz hat die **1,5-fache** Größe der Faust seines Trägers. Sein Gewicht ist abhängig vom **Trainingszustand** und vom **Lebensalter**. Es beträgt durchschnittlich **280 g** bei der Frau und **330 g** beim Mann. Bei trainierten Sportlern kann es auf **500-700 g** vergrößert sein.

2. Kreislauf
Der **rechte** Vorhof nimmt das aus dem großen Körperkreislauf zurückströmende Blut auf. Dieses Blut ist **venös**, d. h. es ist O_2-arm und CO_2-reich. Es wird über die **obere und untere Hohlvene** zum Herzen transportiert. Nach Durchlaufen der Lunge ist das Blut **arteriell**

d. h. es ist O_2-reich und CO_2-arm. Es mündet in den **linken** Vorhof und fließt durch die **linke** Kammer, die vom Vorhof durch eine Klappe getrennt ist. Von dort aus gelangt das Blut über die **Aorta** und in den **großen Körperkreislauf**.

3. Herzinnenräume
1. rechter Vorhof
2. rechte Kammer
3. linker Vorhof
4. linke Kammer

4. Blutgefäßsystem
1. Truncus pulmonalis
2. Aorta
3. obere Hohlvene
4. untere Hohlvene
5. Lungenvenen

5. Darstellung des Herzens
1 = c, 2 = h, 3 = g, 4 = f, 5 = a, 6 = i, 7 = j, 8 = d, 9 = b, 10 = e

6. Herzklappen
1 = a, 2 = c, 3 = b, 4 = d

7. Fragen zur Reizbildung und Erregungsleitung
7.1 = a, 7.2 = d; 7.3 = d

8. Blutdruck
1 = b/d, 2 = d/b, 3 = c/a, 4 = a/c, 5 = f, 6 = g, 7 = e, 8 = h

9. Quiz-Rätsel: Herz
Lösungswort: Herzmuskel

10. Herzklappen und Herzskelett
1 = f, 2 = a, 3 = g, 4 = b, 5 = e, 6 = j, 7 = i, 8 = d, 9 = L, 10 = h, 11 = c, 12 = k

11. Herzinnenräume
1 = k, 2 = a, 3 = m, 4 = g, 5 = h, 6 = i, 7 = j, 8 = b, 9 = c, 10 = f, 11 = L, 12 = e, 13 = d

12. Klappen- und Gefäßfunktion
12.1 = d; 12.2 = a; 12.3 = c; 12.4 = a

13. Armvenen
1 = a, 2 = b, 3 = h, 4 = c, 5 = g, 6 = i, 7 = d, 8 = f, 9 = e

14. Beinarterien
1 = c, 2 = b, 3 = a, 4 = e, 5 = f, 6 = g, 7 = h, 8 = d, 9 = i

15. Blutgefäßsystem und Blutfluss
Die Bezeichnung Arterie und Vene bezieht **sich auf**[1] den Sauerstoffgehalt des Blutes. Blut das vom Herzen wegtransportiert wird hat einen **tieferen**[2] hydrostatischen Druck, als Blut das zum Herzen zurücktransportiert wird. Arterien haben eine **schwächere**[3] Muskelschicht in der Media als die Venen.
[1]sich nicht auf; [2]höheren; [3]stärkere

8   Immunologie

1. Interferon
Interferon ist ein **Glykoprotein** das von verschiedenen Zellen als Folge einer Wechselwirkung mit **Viren** gebildet werden kann. Es kann die Vermehrung von **Viren** verhindern. Diesen Effekt nennt man **antiviral**. Dies ist meist der erste in Gang gesetzte Wirkmechanismus bei einer **Virusinfektion**. Daneben kann Interferon auch **T-Lymphozyten** aktivieren und die Vermehrung von **Tumorzellen** hemmen.

2. Plasmazellen
Plasmazellen sind die eigentlichen **Produzenten** der **Antikörper**, die jeweils gegen ein **Antigen** gebildet werden. Bei jedem Kontakt mit einem neuen **Antigen** werden jeweils **spezifische** Antikörper gebildet. Typisches Merkmal der **Plasmazellen** ist ein stark ausgebildeter **Syntheseapparat** in Form von Golgi-Apparat und **rauem endoplasmatischem Retikulum (RER)**.

3. Abwehrmechanismen
1. spezifisch zelluläre
2. unspezifisch zelluläre
3. spezifisch humorale
4. unspezifisch humorale

4. Immunglobuline
1. IgG Protoyp tritt meistens auf
2. IgA Sekretantikörper
3. IgM tritt bei Immunisierung zuerst auf
4. IgD Reifung von B-Lymphozyten
5. IgE Parasitenbefall, Allergie

5. Antikörper
1 = c, 2 = f, 3 = d, 4 = e, 5 = g, 6 = h, 7 = b, 8 = a

6. Überempfindlichkeit, Immunität und Immuntoleranz
1 = e, 2 = f, 3 = a, 4 = b, 5 = c, 6 = d

7. Fragen zur Abwehr
7.1 = c; 7.2 = a; 7.3 = b

8. Quiz-Rätsel: Immunologie
Lösungswort: Antikörper

9. Lymphknoten
1 = g, 2 = d, 3 = b, 4 = a, 5 = c, 6 = e, 7 = f, 8 = h

10. Fragen zur Immunologie
10.1 = d; 10.2 = a; 10.3 = d; 10.4 = d

11. Spezifische humorale Abwehr
T-Lymphozyten benötigen die Hilfe von anderen Zellen, um fremde Strukturen und Keime zu erkennen, z. B. die **Mikrophagen**[1]. Diese Zellen nehmen Antikörper auf und präsentieren sie in unschädlicher Form, d. h. an **Cholesterin**[2] in den Membranen gebunden. Die T-Lymphozyten können daraufhin mit einer Immunantwort reagieren und wandeln sich in **Plasmazellen**[3] um.
[1]Makrophagen; [2]MHC-Moleküle; [3]T-Effektorzellen

12. Milz
1 = b, 2 = a, 3 = d, 4 = e, 5 = h, 6 = f, 7 = g, 8 = c

9   Atmungssystem

1. Energieaufbau
Die Energie wird durch **aeroben (oxidativen)** Abbau, d. h. durch **Verbrennung** der Nahrung gewonnen. Es ist auch möglich, Energie ohne die Anwesenheit von **Sauerstoff**, durch den **anaeroben** Abbau, z. B. von Glukose zu produzieren. Anaerober **Abbau** ist allerdings nicht sehr ökonomisch, da für den Gewinn der gleichen **Energiemenge** die 15-fache Menge an Glukose **abgebaut** werden muss.

2. Stimmbildung
Die **Stimmbildung** geschieht zu einem wesentlichen Teil an den Stimmbändern. Diese

Lösungen

werden durch die **vorbeiströmende** Luft in **Schwingungen** versetzt. Wie bei einem **Musikinstrument** unterscheidet man bei der Stimmbildung ein **Anblasrohr** von einem **Ansatzrohr**. Dabei bilden die **Lunge** und die **Trachea** das Anblasrohr, Pharynx, Mundhöhle, **Nasenhöhle** und die **Nasennebenhöhlen** das Ansatzrohr.

3. Nasennebenhöhlen
1. Keilbeinhöhle
2. Kieferhöhle
3. Siebbeinzellen
4. Stirnhöhle

4. Respiratorischer Quotient
1 = c, 2 = a, 3 = b

5. Nasenhöhlen
1 = d, 2 = e, 3 = f, 4 = b, 5 = a, 6 = c, 7 = j, 8 = g, 9 = i, 10 = h

6. Nasenhöhle und Siebbeinzellen
1 = h, 2 = a, 3 = c, 4 = f, 5 = d, 6 = b, 7 = i, 8 = e, 9 = g

7. Quiz-Rätsel: Sinnesorgane
Lösungswort: Atemgeruch

8. Fragen zur Atmung
8.1 = d; 8.2 = a; 8.3 = a; 8.4 = b; 8.5 = b

9. Kehlkopf
1 = a, 2 = e, 3 = b, 4 = c, 5 = d, 6 = h, 7 = j, 8 = g, 9 = f, 10 = i

10. Alveolen
1 = a, 2 = c, 3 = d, 4 = e, 5 = g, 6 = b, 7 = h, 8 = k, 9 = j, 10 = i, 11 = f

11. Lungenvolumina
1 = c, 2 = b, 3 = d, 4 = a, 5 = e

12. Lungenkapazität
1 = a, 2 = c, 3 = f, 4 = e, 5 = d, 6 = b

13. Fragen zur Atmungsregulation
13.1 = d; 13.2 = b

14. Atmungsregulation
1. CO_2-Partialdruck
2. Schmerz

3. Willkür
4. pH-Wert
5. Hering-Breuer-Reflex
6. Emotionen
7. O_2-Partialdruck

15. Ventilationsstörung
Bei Asthma bronchiale sind die Bronchien durch eine krampfartige Kontraktion der glatten Muskulatur **erweitert**[1]. Hinzu kommt die Bildung eines besonders **dünnflüssigen**[2] Schleims. Auslöser können allergische Reaktionen, z. B. auf Tierhaare oder Hausstaub (Milben), oder auch Stress sein. Es wird vor allem die **Einatmung**[3] erschwert.
[1]verengt; [2]zähen; [3]Ausatmung

10 Verdauungssystem

1. Verdauung
Kohlenhydrate, Proteine und Lipide kann der Körper so, wie sie natürlicherweise in der Nahrung vorkommen, nicht verwerten, da pflanzliche und tierische Proteine, Lipide und Kohlenhydrate z. T. eine völlig andere **Zusammensetzung** haben als die menschlichen. Deshalb ist es notwendig, dass die **Nahrungsbestandteile** in ihre **Untereinheiten** zerlegt werden. Bei den Proteinen sind das die **Aminosäuren,** bei den Lipiden die **Fettsäuren** und bei den Kohlenhydraten die einzelnen **Zuckermoleküle**.

2. Magensaftsekretion
Ein wesentlicher Bestandteil des Magensaftes ist die **Salzsäure**. Durch die Säure wird ein pH-Wert des Magensaftes von ca. **1** erreicht. Die Säure wird von den **Belegzellen** der Korpus- und Fundusregion produziert. Der Wasserstofftransport erfolgt nicht in **ionaler** Form, sondern gebunden. Erst beim Transport über die Zellmembran hinweg geschieht die Umwandlung in **Wasserstoffionen**.

3. Speicheldrüsen
1. Ohrspeicheldrüse (Glandula parotidea)
2. Unterkieferdrüse (Glandula submandibularis)
3. Unterzungendrüse (Glandula sublingualis)

4. Zunge
1 = b, 2 = d, 3 = c, 4 = a

5. Quiz-Rätsel: Verdauungssystem
Lösungswort: Biliverdin

6. Leber und Galle
Die wichtigste Funktion der Galle ist die enzymatische **Auflösung**[1] der Lipide. Gallensäuren sind außerdem an der Aktivierung von **Elastase**[2] beteiligt. Die von der Leber mit der Galle ausgeschiedenen Gallensäuren werden zu ca. **5%**[3] im unteren Teil des Ileums wieder rückresorbiert.
[1]Emulgierung, [2]Pankreaslipase, [3]95%

7. Histologie der Leber
Die Hepatozyten (Leberzellen) tragen an ihrer Oberfläche **Zilien**[1], die in den Disse-Raum hineinragen und somit direkt mit den Stoffen Kontakt haben, die über die Lücken der Kapillarwand in den Disse-Raum gelangt sind. Durch die Ausbuchtungen der Sinusoide und durch die Öffnungen des **Epithels**[2] zum Disse-Raum wird die Strömungsgeschwindigkeit des Blutes verlangsamt. Zwischen den **Epithelzellen**[3] befinden sich die Gallenkapillaren.
[1]Mikrovilli, [2]Endothels, [3]Hepatozyten

8. Fragen zum Darm
8.1 = d; 8.2 = d; 8.3 = b; 8.4 = d; 8.5 = c

9. Zähne
1 = j, 2 = f, 3 = i, 4 = e, 5 = g, 6 = c, 7 = a, 8 = b, 9 = d, 10 = h

10. Magen-Darm-Trakt
1 = f, 2 = b, 3 = g, 4 = i, 5 = c, 6 = j, 7 = h, 8 = d, 9 = e, 10 = a

11. Bauchraum
1 = c, 2 = g, 3 = a, 4 = f, 5 = d, 6 = h, 7 = j, 8 = e, 9 = k, 10 = i, 11 = b

12. Dickdarm
1 = b, 2 = c, 3 = d, 4 = e, 5 = f, 6 = h, 7 = g, 8 = a

13. Leber
1 = g, 2 = c, 3 = d, 4 = e, 5 = f, 6 = a, 7 = b

14. Bauchspeicheldrüse (Pankreas)
1 = b, 2 = d, 3 = h, 4 = g, 5 = e, 6 = a, 7 = f, 8 = c

15. Spurenelemente
1 = b, 2 = d, 3 = a, 4 = e, 5 = c

16. Vitamine
1 = a , 2 = e, 3 = d, 4 = c, 5 = b

17. Fragen zur Verdauung
17.1 = b; 17.2 = a; 17.3 = b; 17.4 = d; 17.5 = c; 17.6 = c; 17.7 = b; 17.8 = b; 17.9 = b; 17.10 = c

11 Niere und ableitende Harnwege

1. Nephron
Das Nephron besteht aus einem **Nierenkörperchen** und einem **Nierenkanälchen (Tubulus)**. Am Tubulus unterscheidet man 3 Abschnitte: den **proximalen**, den **distalen** und den **Intermediärtubulus**. Das Nierenkörperchen besteht aus dem **Glomerulus** und der **Bowman-Kapsel**. Im proximalen Tubulus befindet sich ein **Bürstensaum**, der durch einen dichten Besatz von **Mikrovilli** gebildet wird und der Oberflächenvergrößerung dient.

2. Säure-Basen-Haushalt
Bei einer **Azidose** wird das gesamte **filtrierte** Bikarbonat wieder **rückresorbiert** und die entstandene **Säure** in Form von **H**[+] (Wasserstoffionen) oder NH_4^+ (**Ammoniumionen**) ausgeschieden.

3. Clearance und Transportmechanismen der Niere
Eine Substanz kann:
1. filtriert
2. rückresorbiert
3. sezerniert
werden.

4. Juxtaglomerulärer Apparat
1. Polkissen
2. Macula densa (dichter Fleck, im distalen Tubulus)
3. extraglomeruläres Mesangium (Lacis-Zellen)

5. Harnleiter
1 = g; 2 = c; 3 = a; 4 = e; 5 = f; 6 = d; 7 = b

6. Anteile der Niere
1 = a, 2 = b, 3 = j, 4 = i, 5 = e, 6 = f, 7 = g, 8 = h, 9 = k, 10 = d, 11 = c

7. Nierenkörperchen
1 = b, 2 = a, 3 = g, 4 = j, 5 = L, 6 = i, 7 = m, 8 = k,
9 = h, 10 = c, 11 = f, 12= e, 13 = d

8. Niere
1 = b, 2 = c, 3 = a

9. Fragen zur Niere und den ableitenden Harnwegen
9.1 = c; 9.2 = c; 9.3 = d; 9.4 = d; 9.5 = a; 9.6 = a;
9.7 = c; 9.8 = c; 9.9 = b

10. Quiz-Rätsel: Niere und ableitenden Harnwege
Lösungswort: Harnleiter

11. Endokrine Funktion der Niere
Der juxtaglomeruläre Apparat besteht aus einem **Sammelrohrteil**[1], einem Gefäßteil und einem Tubulusteil. Im Tubulusteil liegt das **Polkissen**[2]. Das Polkissen des Gefäßteils enthält **Aldosteron**[3], das bei drohendem Natriumverlust ausgeschüttet wird.

[1]Mesangiumteil, [2]die Macula densa, [3]Renin

12. Eigenschaften des Harns
Menschlicher Harn schäumt beim Schütteln. Beim Stehen bildet sich eine **Schaumdecke**[1]. Beim Abkühlen kann aus stark konzentriertem Harn **Eiweiß**[2] ausfallen, das beim Erwärmen wieder löst. Bei rein vegetarischer Nahrung kommt es zu einem **Absinken**[3] des pH-Wertes im Urin.

[1]Niederschlag, [2]Sediment, [3]Anstieg

13. Clearance-Wert
1 = Glukose
2 = Inulin
3 = Paraaminohippursäure

14. Harnuntersuchung
Um ein aussagekräftiges Ergebnis der Keimzahl im Urin zu erhalten, muss der Urin unter möglichst keimarmen Bedingungen gewonnen werden. Der erste Strahl wird **aufgefangen**[1], ebenso der letzte Strahl. Der Mittelstrahl hingegen wird **verworfen**[2].

[1]verworfen, [2]aufgefangen

12 Endokrinologie

1. Regulation der Körperfunktionen
Das **endokrine** System kann mit einem drahtlosen **Kommunikationssystem** verglichen werden. Der Inhalt der **Nachrichten** ist dabei in der **chemischen** Struktur hoch spezialisierter Substanzen verschlüsselt, die auf dem **Blutweg** die Körperzellen erreichen und sie zu bestimmten Reaktionen veranlassen. Die Auslösung der Reaktion benötigt in der Regel **Zeit**, die Reaktion selbst ist vielfach von längerer **Dauer**.

2. Regulationsmechanismen der Hormone
An der Spitze steht ein Regulationszentrum, das sich im **Hypothalamus** befindet. Ein hier von sekretorischen Nervenzellen gebildetes 1. Hormon, das als **Releasinghormon** oder Liberin bezeichnet wird, gelangt in den **Hypophysenvorderlappen** und steuert dort die Bildung und Freisetzung eines 2. Hormons, des Hypophysenhormons. Dieses beeinflusst eine periphere **endokrine** Drüse und wird deshalb **glandotropes** Hormon genannt. Unter der Wirkung des **glandotropen** Hormons wird aus der **peripheren** Drüse ein 3. Hormon freigesetzt, das über das Blut verteilt in den Erfolgsorganen eine spezifische Reaktion auslöst.

3. Endokrine Organe
1. Regulationszentrum des Zwischenhirns (Hypothalamus)
2. Hirnanhangdrüse (Hypophyse)
3. Nebennieren (Gl. suprarenalis)
4. Bauchspeicheldrüse (Pankreas)
5. Nebenschilddrüsen (Gl. parathyroidea)
6. Schilddrüse (Gl. thyroidea)
7. Eierstock (Ovar)
8. Hoden (Testis)

4. Hormone und ihre Wirkungen
1 = c, 2 = g, 3 = a, 4 = e, 5 = f, 6 = d, 7 = b

5. Einteilung der Hormone – chemische Struktur
1. Steroidhormone
2. Aminosäurederivate
3. Peptid- und Proteohormone

6. Einteilung der Hormone – Entstehungsort
1. Releasinghormone oder Liberine

2. glandotrope Hormone
3. effektorische Hormone
4. Gewebshormone

7. Wirkmechanismen der Hormone
1. Permeabilitätsänderung
2. Enzymaktivierung
3. Genaktivierung

8. Hypothalamus
1 = f, 2 = d, 3 = e, 4 = a, 5 = b, 6 = h, 7 = c, 8 = g

9. Hormone des Hypophysenvorderlappens
1 = a, 2 = c, 3 = b, 4 = c, 5 = c, 6 = a, 7 = b

10. Antidiuretisches Hormon (ADH)
Das antidiuretische Hormon (ADH) ist ein **Steroidhormon**[1], das aus 9 Aminosäuren zusammengesetzt ist. Seine Aufgabe besteht darin, die Harnkonzentration **zu senken**[2], es wirkt unter anderem über die Kontrolle des osmotischen Drucks im Blut. Schon eine Zunahme des osmotischen Drucks von **20%**[3] führt zu einer vermehrten Ausschüttung des antidiuretischen Hormons.
[1]Peptidhormon, [2]zu fördern, [3]1%

11. Oxytozin
1 = g, 2 = d, 3 = a, 4 = b, 5 = c, 6 = e, 7 = f

12. Quiz-Rätsel: Hormone
Lösungswort: Jodidpumpe

13. Fragen zur Schilddrüse, Nebenschilddrüse, Nebennierenrinde und Blutzuckerregulation
13.1 = a; 13.2 = a; 13.3 = c; 13.4 = d; 13.5 = a;
13.6 = d; 13.7 = b; 13.8 = a; 13.9 = d; 13.10 = d;
13.11 = a

14. Nebennieren
1 = a, 2 = c, 3 = f, 4 = g, 5 = e, 6 = d, 7 = b

15. Cushing-Syndrom
1 = h, 2 = i, 3 = b, 4 = e, 5 = c, 6 = d, 7 = f, 8 = g, 9 = a

13 Geschlechtsorgane und Fortpflanzung

1. Geschlechtsmerkmale
Die Unterscheidungsmerkmale zwischen Mann und Frau werden differenziert: Primär werden die **Geschlechtsunterschiede** genannt, wenn sie schon zum Zeitpunkt der **Geburt** vorhanden sind. Es handelt sich bei den **primären** Geschlechtsmerkmalen sowohl um die **inneren** (Hoden, Eierstöcke etc.) als auch die **äußeren** (Penis, Schamlippen etc.), die beim **Neugeborenen** bereits ausgebildet sind. Die **sekundären** Geschlechtsmerkmale entwickeln sich erst zum Zeitpunkt der **Pubertät** unter der Wirkung der dann vermehrt im Körper produzierten Geschlechtshormone. Hier entwickelt sich die weibliche **Brust** und die Schambehaarung, die geschlechtsspezifische Körperbehaarung, unterschiedliche Proportionen im Bau des Kehlkopfes sowie eine typische männliche und weibliche Verteilung der subkutanen **Fettpolster** bilden sich aus.

2. Blutversorgung des Endometriums
Aus der **A. uterina** gehen u. a. die Basalarterien hervor. Sie verlaufen an der Grenze zwischen **Myometrium** und **Basalis** gerade in die Mukosa hinein. Aus den **Basalarterien** gehen die Spiralarterien hervor, die sich bis unter die Oberfläche des Endometriums schlängeln. Auf ihrem Weg dorthin versorgen sie ein ausgedehntes **Kapillarnetz**. Die Spiralarterien haben die Möglichkeit, sich zu **kontrahieren** und damit die Blutversorgung der Funktionalis stark zu **reduzieren** oder gar zu stoppen.

3. Quiz-Rätsel: Weibliche Geschlechtsorgane
Lösungswort: Brustdrüse

4. Menstruationzyklus
1 = f, 2 = a, 3 = d, 4 = b, 5 = c, 6 = e

5. Bau der Vaginalwand
Das Epithel der Vaginalwand ist ein mehrschichtig **verhorntes**[1] Plattenepithel. Die oberen Zelllagen schilfern konstant ab und werden durch Neubildung aus der basalen Zellschicht erneuert. Die Zellen der Vaginalwand

verändern ihre **Struktur nicht**[2] während des Zyklus. Auffallend ist der hohe **Schleimgehalt**[3] in den oberen Zelllagen.
[1]unverhorntes, [2]Struktur, [3]Glykogengehalt

6. Innere und äußere weibliche Geschlechtsorgane
1 = j, 2 = b, 3 = c, 4 = g, 5 = h, 6 = f, 7 = a, 8 = i, 9 = e, 10 = d

7. Weibliche Beckenorgane
1 = f, 2 = g, 3 = d, 4 = e, 5 = h, 6 = a, 7 = c, 8 = b

8. Eierstöcke
1 = d, 2 = i, 3 = b, 4 = j, 5 = a, 6 = e, 7 = f, 8 = g, 9 = c, 10 = h

9. Eileiter
1. Fimbrientrichter (Infundibulum)
2. Ampulle
3. Isthmus
4. Wandteil (Pars intramuralis)

10. Gebärmutterwand
1. Schleimhaut (Endometrium)
2. Muskelschicht (Myometrium)
3. Bindegewebe (Parametrium)
4. Bauchfellüberzug (Perimetrium)

11. Fragen zu den weiblichen Geschlechtsorganen
11.1 = d; 11.2 = a; 11.3 = c; 11.4 = b; 11.5 = c; 11.6 = c

12. Innere und äußere männliche Geschlechtsorgane
1 = d, 2 = g, 3 = i, 4 = c, 5 = n, 6 = b, 7 = l, 8 = e, 9 = f, 10 = a, 11 = k, 12 = j, 13 = m, 14 = h

13. Männliche Beckenorgane
1 = j, 2 = c, 3 = d, 4 = b, 5 = g, 6 = n, 7 = l, 8 = a, 9 = k, 10 = e, 11 = f, 12 = m, 13 = i, 14 = h

14. Spermien
Durch die Meiose resultieren aus einer Spermatogonie B, über verschiedene Zwischenstadien **2**[1] Spermien, die einen **diploiden**[2] Chromosomensatz besitzen. An der Reifung der verschiedenen Zwischenstadien, bis hin zum reifen Spermium, sind **Leydig-Zellen**[3] maßgeblich beteiligt. Sie erfüllen die Funktion einer Ammenzelle, die während der

Reifung die Zellen mit ihrem Zytoplasma umfließt.
[1]4, [2]haploiden, [3]Sertoli-Zellen

15. Fragen zu den männlichen Geschlechtsorganen und zur Fortpflanzung
15.1 = d; 15.2 = d; 15.3 = d; 15.4 = b; 15.5 = a; 15.6 = d; 15.7 = d; 15.8 = c; 15.9 = b

14 Haut und Anhangsorgane

1. Hautschichten
Im Stratum **basale** laufen konstant **Mitosen** ab. Damit werden an der **Hautoberfläche** die im Stratum **corneum** abgeschilferten Zellen ersetzt. Durch Reifungsvorgänge werden aus den im Stratum basale neu gebildeten Zellen schließlich die verhornten Zellen des Stratum corneum. In diesem **Reifungsprozess** werden der Reihe nach, über verschiedene **Entwicklungsstufen**, die Hautschichten durchlaufen. Abgeschilferte Zellen, die **oben** abgestoßen werden, werden **unten** neu gebildet.

2. Händedesinfektion
Da **Mikroorganismen** am häufigsten über die Hände übertragen werden, gehört die **Händehygiene** zu den wichtigsten **prophylaktischen** Maßnahmen im Krankenhaus. Um die Krankheitserreger wirkungsvoll abzutöten, ist ein **alkoholhaltiges** Desinfektionsmittel notwendig. Dieses wird auf die Haut aufgetragen und sollte so lange einwirken können, bis es vollständig **verdunstet** ist. Sind die Hände verschmutzt, dürfen sie erst nach der Händedesinfektion gewaschen werden. Da **Alkohol** die Haut **austrocknet**, sollte die anschließende Hautpflege nicht vergessen werden.

3. Haut
Felder- und Leistenhaut weisen in Bezug auf die Haut- und Unterhautschichten **eine völlig andere**[1] Struktur auf. Die eigentliche Haut (Kutis) besteht aus **vier**[2] Schichten, der Oberhaut oder Epidermis und der Lederhaut oder Korium. Die Ausstülpungen der Epidermis werden als **Bindegewebspapillen**[3] bezeichnet. Das Korium geht ohne feste Grenze in die Unterhaut oder Subkutis über, die funktionell zur Haut gehört.
[1]die gleiche, [2]zwei, [3]Epithelleisten

4. Haut

Abgesehen von wenigen Ausnahmen, sind Talgdrüsen **nie**[1] mit Haaren verbunden. An den Lippen und den kleinen Schamlippen münden sie mit einem eigenen Ausführungsgang an der Oberfläche der Haut. Die Talgdrüsen sondern ein Sekret nach dem **merokrinen**[2] Sekretionsmodus ab. Talgdrüsen werden durch **Östrogene**[3], die sowohl bei der Frau, wie auch beim Mann vorkommen stimuliert und sezernieren dementsprechend bei beiden Geschlechtern erst vermehrt nach der Pubertät.

[1]immer, [2]holokrinen, [3]Androgene

5. Hautrezeptoren
1 = b, 2 = a, 3 = d, 4 = c

6. Epidermis
1 = c, 2 = b, 3 = a, 4 = d

7. Hauttypen
1 = d, 2 = b, 3 = a, 4 = e, 5 = c

8. Quiz-Rätsel: Haut und Anhangsorgane
Lösungswort: Haarwurzel

9. Felderhaut
1 = a, 2 = g, 3 = h, 4 = i, 5 = j, 6 = c, 7 = d, 8 = e, 9 = f, 10 = b

10. Leistenhaut
1 = b, 2 = i, 3 = f, 4 = c, 5 = g, 6 = d, 7 = e, 8 = h, 9 = a

11. Nägel
1 = c, 2 = d, 3 = i, 4 = f, 5 = j, 6 = a, 7 = g, 8 = h, 9 = b, 10 = e

12. Fragen zur Haut und den Anhangsorganen
12.1 = b; 12.2= a; 12.3 = b ; 12.4 = c; 12.5 = c; 12.6 = d; 12.7 = d; 12.8 = c; 12.9 = c

15   Temperaturregulation

1. Temperaturgradient
Im menschlichen **Körperinneren** wird durch **Verbrennung** von Nahrungsbestandteilen Wärme produziert. Am Ort der Wärmeproduktion ist es am wärmsten, gegen die **Körpero-**berfläche nimmt die Temperatur **ab**. Es besteht also ein Temperaturgradient von **innen** nach **außen**. Daneben besteht noch ein Temperaturgradient von **proximal** nach **distal**, d. h. in der Schulterregion ist es wärmer als an den Fingerspitzen.

2. Wärmebildung
Die eigentliche Steuerung der Prozesse der Wärmebildung und -abgabe geschieht in einer Region des **Mittelhirns**[1] im Hypothalamus. Hier befindet sich das Thermoregulationszentrum. In diesem wird der Ist-Wert mit einem vorgegebenen Soll-Wert verglichen. Weicht der Ist-Wert vom Soll-Wert ab, werden Steuersignale gegeben. Bei einer Abweichung des Ist-Wertes nach oben (zu hohe Temperatur) werden die peripheren Gefäße **verengt**[2], um eine weitere Erwärmung zu verhindern. Bei Fieber funktioniert das Thermoregulationszentrum **nicht**[3].

[1]Zwischenhirn, [2]erweitert, [3]perfekt

3. Temperaturregulation
1 = d, 2 = e, 3 = c, 4 = b, 5 = a

4. Quiz-Rätsel: Temperaturregulation
Lösungswort: Fieber

5. Entstehung von Fieber
1 = e, 2 = f, 3 = b, 4 = d, 5 = c, 6 = a, 7 = g, 8 = i, 9 = h

6. Temperaturregulation
1 = h, 2 = a, 3/4/5 = c/e/j, 6 = b, 7 = d, 8 = f, 9 = i, 10 = g

7. Fragen zur Temperaturregulierung
7.1 = a; 7.2 = c; 7.3 = a; 7.4 = b

16   Sinnesorgane

1. Auge
Durch die Iris wird der Raum zwischen **Hornhaut** und **Glaskörper** in eine vordere und eine hintere Augenkammer unterteilt. Dabei endet die Iris an der Stelle, an der die **Sklera** in die Hornhaut übergeht. Vor der Iris liegt der **Kammerwinkel**, d. h. der Winkel zwischen Iris und Hornhaut. Hier sind reusenartige Bindegewebszüge vorhanden, die in ihrer Gesamtheit als Ligamentum pectinatum bezeichnet wer-

den. Die zwischen den Bindegewebszügen liegenden Spalträume werden **Fontana-Räume** genannt. Sie verengen sich in Richtung auf die Sklera und münden schließlich im **Schlemm-Kanal**. Über diesen Weg wird das Kammerwasser in das **Blutgefäßsystem** abgeleitet. Da fortlaufend **Kammerwasser** produziert wird, muss es auch fortlaufend abfließen können.

2. Augapfel

1 = a, 2 = b, 3 = k, 4 = f, 5 = c, 6 = j, 7 = e, 8 = g, 9 = d, 10 = i, 11 = h

3. Kammerwinkel

1 = c, 2 = d, 3 = i, 4 = j, 5 = a, 6 = e, 7 = h, 8 = f, 9 = g, 10 = b

4. Augenhintergrund

A = Arterie
F = Fovea centralis; funktionelle Bedeutung: Zone des schärfsten Sehens
V = Vene
P = Nervenpapille; funktionelle Bedeutung: blinder Fleck

5. Netzhaut

Die Netzhaut besteht im hinteren Augenbereich aus dem lichtempfindlichen Teil, der am Rand des Ziliarkörpers (Ora serrata) in den blinden Teil übergeht. Im lichtempfindlichen Teil der Retina sind 3 Nervenzellschichten vorhanden. **Innen, dem Licht zugewandt**[1]: Schicht der Photorezeptoren. In der Mitte: Schicht der bipolaren Nervenzellen. **Außen, vom Licht abgewandt**[2]: Schicht der Ganglienzellen. Von hier gehen die Nervenfasern aus, die in der **Fovea centralis (Punkt des schärfsten Sehens)**[3] die Sklera durchbrechen und den N. opticus bilden.
[1]außen, vom Licht abgewandt, [2]innen dem Licht zugewandt, [3]Papilla nervi optici (blinder Fleck)

6. Quiz-Rätsel: Das Auge

Lösungswort: Augenfarbe

7. Fragen zum Auge

7.1 = a; 7.2 = d; 7.3 = a; 7.4 = c; 7.5 = c; 7.6 = a

8. Schall

Der eigentliche Reiz, den das Ohr wahrnimmt, ist die **Schwingung** der Luft, der Schall. Die Anzahl der Schwingungen pro Sekunde wird meist in Hertz (Hz) ausgedrückt. Hohe Töne haben **hohe** Frequenzen, tiefe Töne haben **niedrige** Frequenzen. Die Grenze der Wahrnehmung für entsprechende Frequenzen liegt beim Kind zwischen 20 und 20.000 Hz. Schwingungen unterhalb von 20 Hz werden als **Infraschall** bezeichnet und können nicht wahrgenommen werden. Schwingungen oberhalb von 20.000 Hz werden als **Ultraschall** bezeichnet und können ebenfalls nicht wahrgenommen werden. Die **untere** Schwelle für die Wahrnehmung von Schwingungen ändert sich im Laufe des Lebens nur wenig, die **obere** hingegen kann stark absinken. Ab dem 40. Lebensjahr ist sie reduziert auf 8.000 bis 10.000 Hz. Dieser Vorgang ist physiologisch. Er wird **Presbyakusis** genannt.

9. Gehörknöchelchen

In der Paukenhöhle sind die Gehörknöchelchen durch kleine Bänder (Ligamente) an der oberen Wand befestigt und werden so in der Schwebe gehalten. Direkt am Trommelfell sitzt der **Steigbügel**[1], der mit dem Amboss ein Gelenk bildet. Der **Hammer**[2] wirkt mit seinem Griff auf das ovale Fenster ein, dessen Membran die Schallwellen auf die Schnecke weiterleitet. Der M. stapedius, der kleinste Muskel des Körpers, wirkt **verstärkend**[3] auf die Schallübertragung.
[1]Hammer, [2]Steigbügel, [3]dämpfend

10. Abschnitte des Ohrs

1 = e, 2 = d, 3 = b, 4 = c, 5 = a, 6 = f

11. Quiz-Rätsel: Ohr

Lösungswort: Hörvorgang

12. Abschnitte des Ohrs

1 = b, 2 = e, 3 = f, 4 = h, 5 = d, 6 = g, 7 = c, 8 = a

13. Mittelohr/Innenohr

1 = a, 2 = e, 3 = f, 4 = b, 5 = d, 6 = c, 7 = g

14. Corti-Organ

1 = c, 2 = b, 3 = a, 4 = d, 5 = e, 6 = f

15. Fragen zum Ohr

15.1 = b; 15.2 = b; 15.3 = d; 15.4 = c; 15.5 = c

16. Ohr

1 = c, 2 = g, 3 = a, 4 = b, 5 = f, 6 = h, 7 = e, 8 = d

17 Der alternde und der alte Mensch

1. Ebenen des Alterns
Wir altern auch auf der sozialen Ebene. Das zeigt sich in der Interaktion mit unserem Umfeld. Die **soziale Ebene** gibt gleichzeitig Aufschluss über die Selbständigkeit eines alten Menschen. Sie ist direkt **abhängig** vom **körperlichen** und geistigen Alterszustand eines Menschen. Wenn der Körper nicht mehr mitmacht, kann es schnell zu einer **Vereinsamung** kommen. Die Betroffenen können nicht mehr am **sozialen** Leben teilnehmen, weil sie die Wohnung nicht mehr verlassen können. Wenn die geistigen **Fähigkeiten** nachlassen, ist in schweren Fällen, d. h. bei Demenz, auch eine **Kommunikation** mit den Mitmenschen erschwert oder nicht mehr möglich.

2. Veränderungen im Herz-Kreislauf-System
Schon mit dem **30.** Lebensjahr beginnt die **Elastizität** der Blutgefäße nachzulassen. Zum einen durch minimale arteriosklerotische Veränderungen, zum anderen durch den Verlust **elastischer** Fasern in den Gefäßwänden, aber auch durch Veränderungen der Gefäßwandzellen. Als Folge dieser Veränderung nimmt die Windkesselfunktion der herznahen Gefäße **ab** und die Pulswellengeschwindigkeit nimmt **zu**. Außerdem wird die Blutdruckamplitude **größer**. Geschieht dies in größerem Umfang, kann das als Anzeichen eines erhöhten kardiovaskulären Risikos im Alter gewertet werden.

3. Lebensverlängernde Faktoren
1. familiäre Langlebigkeit
2. ausgewogene Lebensbedingungen
3. Fehlen von lebensbedrohenden Faktoren

4. optimistische Stimmungslage
5. konsequentes Gesundheitsbewusstsein
6. reger Gebrauch des Gehirns

4. Leistungsfähigkeit im Alter
Zwischen dem 30. und dem 75. Lebensjahr verringert sich die Leistungsfähigkeit der verschiedenen Systeme im Körper zwischen 10 und über 50%. So nimmt zum Beispiel der Mineralgehalt der Knochen bei Männern um ca. **30%**[1] und bei Frauen um ca. **15%**[1] in dieser Zeitspanne ab. Die Muskelmasse nimmt generell um 30% **zu**[2], die Nierendurchblutung um ca. 50%. In der gleichen Zeit nimmt die Vitalkapazität der Lunge um rund 40%, das Schlagvolumen des Herzens in Ruhe um ca. 30%, der maximale Puls um 25% ab. Die erforderliche Reaktion auf ein Ereignis liegt bei 18-Jährigen bei ca. **0,6 s**[3] und bei 75-Jährigen bei ca. **0,2 s**[3].

[1]Werte austauschen bei Männern und Frauen, [2]ab, [3]Werte austauschen bei 18 und 75-Jährigen

5. Quiz-Rätsel: Der alternde und der alte Mensch
Lösungswort: Prophylaxe

6. Knorpel und Knochen
rechte Seite: alte Person
linke Seite: jugendliche Person

7. Knorpel und Knochen
7a: rechte Seite der Abb. zeigt den erkrankten Knochen
7b: Krankheit: Osteoporose

8. Fragen zum Alter und altersbedingten Veränderungen im Körper
8.1 = c; 8.2 = d; 8.3 = c; 8.4 = c; 8.5 = d

Printed in the United States
By Bookmasters